里見清一

# 医者とはどういう職業か

GS

幻冬舎新書

428

医者とはどういう職業か／目次

## 第一章　猫も杓子も医学部へ　12



## 第二章　受験勉強は医者の仕事に役立つか　26

## 第六章 医局とはなんぞや 89



## 第七章 学位について 108

## 第八章　医局制度の崩壊と逆襲　127



## 第九章　医者の収入明細　150

## 第十章 医者はどれだけ忙しいか——勤務医の生活 170



## 第十一章 医者の労働環境とナースの視線 191

## 第十四章　臨床医の地雷原
## ――医者を取り巻くリスク①　259

# 第一章　猫も杓子も医学部へ

## 強まる医学部志向と明らかに医師不適格な女子学生

私の知人に、関西の大学で医療倫理を専門としている、Kという研究者がいる。K先生は、頼まれてW県の医大でも教えているのだが、学生の中に、あまりにも「ひどい」のが多いので驚いたという。何がどうひどいかというと、漢字が読めないとか計算ができないとかいうのではない。とにかく態度が悪い、人の目を見て話すことができない、コミュニケーションがとれない、というのである。研究室に籠って実験をするのならともかく、あれでは人間の患者を相手にするのは無理だろう、というか、あんなのを臨床医にしないでくれと声を大にして訴えたい、と力説しておられた。

そしてK先生は、ある時、そういう「とんでもない」学生は、女子に多いことに気がついたそうだ。注意して見ると、そのW医大の女子学生の3分の1ほどは、明らかな「臨床医不適格者」らしい。通常、医学部を卒業した者はまずは「医者」になる。そのまま基礎研究に入り、臨床医を全く志さないという者はごく少ない（あの山中伸弥教授だって、最初は整形外科を選択された）。だから碌《ろく》でもない医学部の学生が数多く卒業していくことは、そのまま、医者の質の悪化につながるのである。それはそうと、どうして「女子に多い」のだろうか？

その謎解きをする前に、もう一つ別口の話を紹介する。本書の執筆を私に依頼した幻冬舎のSさんは、私より3つ下だからほぼ同世代である。そのSさんの高校の同級生で「賢い奴」、つまり学校の成績が良かった人間はほとんどが医学部へ行ったのだという。そして最近、医者になったその同級生たちに会うと、「こんなはずではなかった」という後悔の言葉をやたらよく聞かされるのだそうだ。

だいたい、頭の良い奴がみんな医学部へ行って医者になる、というのからしておかしい。理工系だって法文系だって、秀才は必要だろう。そしてまた、なった奴が揃いも揃って「やめておけば良かった」と零《こぼ》すのは、ただごとではない。そいつら個々人については人生の選択を誤った、「自己責任」でいいとしても、これでは世の秀才どもを無駄遣いしていることにならないか、ということである。

要約すると、学校の成績で上から順に医者になるのは間違っている、なる方にもなられる方（つまりそうやってなった医者に診られる患者側）にも良くない、ということである。そんなことはずっと以前からみんな指摘していて、目新しくもなんともない。だけど事態はSさんや私の世代が大学受験してから30年有余、ますます悪化、すなわち、医学部志向は強まっているらしい。

## 看護学部・薬学部の学生の真面目さに比べて医学部生は……

ここで筆者のバックグラウンドを簡単に記しておく。私は臨床の医者で、総合病院に勤務する内科医である。専門は悪性腫瘍の治療で、早い話が癌の医者である。鳥取県の米子という田舎都市の出身で、東大を30年ほど前に卒業した。基礎研究に従事したことはないから、まあ普通の「お医者さん」と思ってもらえばよい。親父は船乗りであって、家業が医者とかいうわけではない。私自身は小児期からのかなり重症な喘息の病人であり、今でも治ってはいない。その他、中年以降になって、高血圧とか高尿酸血症とか、いろんな持病が増えたが、そんなことはいいだろう。

私は大学との関わりが乏しい。ごく一時期大学の医局に所属はしたが、早い時期に飛び出してしまっている。よって最近の医学部の学生さんについては実はよく知らないが、私の限られた経験でも、あまり良い印象はもっていない。

たとえば、10年ちょっと前に、ある医科大学から非常勤講師を頼まれたが、講義後の学生アンケートで「試験に出ることを話してほしかった」という「感想」を見て、バカバカしくて辞めてしまった。プライドはないのか、というより、恥も外聞もないのか、と思ったね。

それでも数年前からまた、ある医学部の客員教授というのを、そこの主任教授の先生に頼まれてやっている。1年に一度、講義に行くのだが、医学生の態度が悪いのには辟易している。講義の途中から居眠りするのなら、まだ「私の授業が面白くないのか」とこっちも反省するのだが、最初から突っ伏して寝ている奴が4割くらいもいる。だったら教室になんか来ないで、家で寝てろよ。ところが大学は出欠をとるので学生はとにかく来なければいけないらしい。まことに非生産的である。

これだけだったら、「最近の学生は」というありがちな話で終わりである。医学生に限ったことではない。しかし、その一方、私は自分の勤務する病院の隣にある看護大学でもゼミの講義を担当しているが、ここの学生さんたちはまさしく天使である。全員出席して熱心に聴講し、レポートや発表の課題にも嫌な顔一つせず、精一杯に努力してくれる。その他、しばらく前に、ある大学の薬学部で頼まれて講義をしたことがあったが、これは看護大学ほどではないものの、みな真面目に聞いてくれていた。

大学での講義を多く引き受けている同僚に聞いてみたら、学生さんの中で最も熱心なのは看護学部、その次が理工系や薬学系で、衆目の一致するところ最悪は医学部だという。そうすると、幻冬舎のSさんの同級生のように、「こんなはずではなかった」という後悔は、医者になってからのものどころか、そもそも学部生の段階でもう腐っているということか。もっとも、ちょっとそれは言い過ぎで、授業をちゃんと受けるかどうかと、やるべき勉強をしっかりしているかどうかはイコールではない。それは自分の医学部の同級生を見渡しても一目瞭然で、授業や試験での成績と医者になってからの業績には相関関係はない。

とは言いながら、どうも医学部を出た医者はハッピーではないそうで（Sさんの観察）、医学部の学生さんもハッピーではなさそうで（私の経験）、かつハッピーにはなれそうにない（K先生の見解）、ということになる。話は穏やかでない。

前置きが長くなったが、そういうわけで、世の中の医学部志望の高校生、およびその親に、「本当にそれでいいのか、考え直せ」と伝えてくれ、というのがSさんと幻冬舎からの依頼である。この話をしたらK先生からも、それはいい、是非書きなさいと背中を押された。正直言って私にとっては、あまり関係ないことではある。私は医者になったことをそれほど後悔していないし、私の一人娘は、今年大学に入学したが、最初から医者になんてならないと決めていた。まあだからこそ、利害関係なしに好き勝手を書けるということもあろう。

## 日本全国どんな田舎でも医学部なら有難いのか

まずは、医学部はそんなに人気なのか、ということを確認してみる。手元に大手S予備校の資料があるが、これで見ると最も偏差値が高い、すなわち合格するのが難しいのは東大の理科三類（医学部）で、偏差値79だそうだ。その次は京大医学部の77、以下国立で阪大医学部72、東京医科歯科大71、九大と名大が70に東北大69と、みなこれ医学部である。ところが理工系のトップは東大の理科一類で68、京大理学部が66、生物薬科系では東大の理科二類と京大薬学部が66、ちなみに阪大は理学部が57で薬学部が61となっている。私立でも、たとえば慶応大の医学部が76なのに対し、理工学部は63だそうだ。

きりがないので以下省略するが、医学部と他の理系学科とは、偏差値で10以上も差がついている。本当かよ。私は世の中で最高に「頭の良い」人間は、医学部なんかでなく東大理一にでも行くものと思っていたのだが。もちろん偏差値は、その学部に入るぎりぎり（一番下）のレベルを示しているから、理一に入る奴の中にはもっとずっと成績が良いのもいるだろうが、少なくとも「平均的」なところではこんなに差があるらしい。

では文系では文句なしにトップのはずの東大文科一類（法学部）はどうかというと、これまた理科三類と10以上の差をつけられて67、京大の法学部も63である。その一方、偏差値65以上の学科には北大はもちろん、千葉・筑波・金沢・岡山・広島・長崎大などの医学部が名を連ねる。私立でも、順天堂大や慈恵医大の医学部、日本医大などはこのレベルである。鳥取大学医学部は、私の生家から歩いて10分のところにあるが、これも偏差値60で、東工大や東京外大、また一橋大なんかよりも上である。

別に地方を馬鹿にするわけではないが、これってさすがにおかしくはないか？　そもそも、読者のみなさんは鳥取大学医学部のある米子市なんて知らないだろう？　関東の人間の9割は、鳥取県と島根県のどっちが右でどっちが左か知らないそうではないか。それでも医学部なら有難いのか？

ここで最初の、K先生が気づいたことについて謎解きをしよう。どうしてW医大には、どう考えても医者に向いてない女子学生が集まるのか。ここに成績の良い女子高生がいる。当然、親御さんはこの子が可愛いからできるだけ手元に置いておきたい。けれどもW県の大学は偏差値が低い。S予備校の資料ではせいぜい40台半ばである。といって阪大や京大に行かせてしまえば、親元から離れてしまう。ところがW医大は偏差値64、ここであれば京大や阪大にひけをとらず、「賢い子供」の面目も立つし、家から通えてメデタシメデタシである。

ここで、「その子が医者に向いているか、どうか」という要素は完全に蚊帳の外である。女子高生がW医大に行くのは、医者という職業が自分に合っていると考えるためではなく、また医者になりたいわけでもなく、ただ偏差値が高いことでプライドを満足させるためと、「手元に置きたい」という親の希望に沿うためである。どうしてそんな奴らを医者に仕込むために苦労しなければいけないのか、というK先生の嘆きも宜《むべ》なるかな。

## 医学部に入ってから「俺は医者に向いてない」と思っても手遅れ

医学部の特徴として、入学時に進路が決まる（医者になる）、ということがある。これは当たり前のようでもあるが、他の学部のことを考えると決してそうではない。法学部の卒業生が、法律家になるとは限らない。政治家も、役人も、また会社勤めというのもあろうし、大学に残って研究しようという人もいる。理工系の出身者も、研究者もいれば会社勤めの技術者（ノーベル賞を受賞した田中耕一さんのように）もいる。薬学部卒でさえ、全員が薬剤師になるわけではない。企業や研究所で創薬その他の仕事に就く人もいる。医学部に近いのは看護学部だろうが、それでも助産師や保健師という「別の道」がある。

ひとり医学部出だけが、上述のように、少なくとも最初は臨床医になる。最初から研究室に入ろうというのも、いないではないが、それでもまずは医師国家試験を受けて医師の資格をとる（法学部の卒業生で司法試験を受けるのは半分もいないだろう？）。だから、医学部に入った後で、「しまった、俺は医者に向いていない」と分かっても、手遅れである。最初からやり直さなければいけない。弱冠18歳で、そういう「潰しの利かない道」に踏み出していいのか？ほうら、ちょっと怖くなってきただろう。

さて、どういう人間が「医者に向いているか」、というのはなかなか一言では難しいが、それはおいおい考察していく。まずは、どうしてそんなにみんな、医者になりたいのか、そこにどういうメリットがあるのか、を考えてみよう。

なに？　そういうお前自身はどうして医者になったのか、他人様のことをあれこれ言えた義理かって？　良い質問であるが、それにはごくあっさりした返答しかできない。前に述べたように、私がひどい喘息持ちだったからである。

私は7歳の時からの喘息患者で、入院も何度かした。小学校の時には、半年ほど、入院先の国立病院附属の養護学校に通っていたこともある。体育の授業はまともに受けたことがない。小中学校の頃は、ひどい時は毎日、発作を起こして学校を早退していた。担任の先生の車で家に送ってもらったことも数限りなくあるから、随分と周囲に世話になり、また迷惑をかけた。

なにより、夜寝て、朝まで発作が起こらずに済んだということは、高校生になるくらいまで覚えがない。毎晩起きて苦しむ、場合によっては動けずそのまま失禁してしまう私の姿を見て、私の母は、何度首を絞めて楽にしてやろうと思ったことか、と言っている。この話をすると、「お母さん、どうしてその時に殺《や》ってしまわなかったのですか」と残念がる奴がいて、まことに不埒千万《ふらちせんばん》である。

だから私は医者になるしかなかった。いや、大人になって自分の病気を研究して治そうとか、そういう立志伝みたいな話ではない。当時は慢性疾患での投薬も、4週間分の処方箋しか出ないから、つまりは病気が落ち着いていても4週間ごとに通院しなければいけない。病態が不安定で発作を起こしがちな私は、それなりの規模の病院に通う必要があるだろうから、そうすると月に一度は半日が潰れることになる。これは普通の会社員などにとっては致命的なハンディキャップだろう。であれば職場を病院にして、ある程度は自分で病気を管理しなければ仕方がないではないか。

そして私の（今のところ）最大の喘息発作は19歳、つまり大学に入った翌年に起こっている。本当に死ぬかと思った。この時、「医学部に行って医者になるしかない」という私の判断は正しかったと、あらためて考えた次第である。つまり、私は自分の病気のため、医者になるしかなかったので、18歳の時、進路の選択の余地がなかったことを非常に残念に思っている。ちなみにこれを気障《きざ》だとかなんとか言う人は、「医学部至上主義」に毒されているのだよ。

## 医者が廃れる時代は来ないか？

そういうわけだから私のことは参考にならない。ではもとに戻って、世間では医者にどういうメリットがあると考えられているかというと、まずは経済的なことだろう。この不況のご時世で、食いっぱぐれはないだろうという理由が第一に挙がる。

そのことを卑しいとか志が低いとか言うつもりは、さらさらない。進路を考える上では大事なことで、むしろみんながみんな「夢を追いかけて」、アングラ劇団員になったり道端で歌ったりしていたら、家族も困るし、社会も成り立たない。わが看護大学の天使たちに、「君たちはどうしてナースになろうと思ったの?」と聞いたところ、やはり「就職が安定しているから」という答が多かった。

だがしかし、そういう医療者の「売り手市場」みたいなものはいつまで続くのか。世の中は移り変わりが激しくてかつ予測不能と指摘するのは私でなく、たとえば堺屋太一さんである。いわく、戦前最大の人気企業は南満州鉄道であった。今は跡形もない。戦後の花形産業は、まずは石炭であった。今は見る影もない。最近の例を見ても、山一證券や長銀は、また東京電力は、ソニーは、東芝は……(以下略)。

堺屋さんによると、今現在隆盛を誇っている産業は、今の新入社員が役員になろうかという頃には、まず間違いなく没落する。もちろん、今寂れているものが30〜40年後に栄えるとは限らない。よって、「外れ」は予測がつく(今人気の産業が「外れ」である)が、「当たり」は分からず、どのみちバクチである。だから目先のことに惑わされず、やりたいことをやった方がいい。

まさかに医者が廃れる時代は来ない、と思うのなら浅薄である。高齢社会を迎えて、ナースの需要はしばらく続くだろうが、医者は分かったもんじゃない。世間で年寄りばっかり溢れてくれば、社会に余裕がなくなる。同じ病気でも、「こんなの治療してなんになる」と判断されて、医療の対象から切り捨てられる患者が増えてくることも十分考えられる。そうなると、病気があって、病人はいても、医者は必要なくなる、ということになるかも知れない。私は、そのうち医者は、「人を死なせる（殺す）」商売になる、と予測しているが、それは本書の最後の方で申し上げることにする。

そんなの考えられないって？　ごく近くに見本がある。つい最近まで、歯科医はすごく「儲かる仕事」であった。私が子供の頃、歯医者さんには患者が溢れ、治療を受けるために一日待ち続けなければならなかった。今は歯学部の新設・増設の結果歯科医が増え過ぎ、歯科診療所の数はコンビニより多いそうである。加えて予防の普及により虫歯の数が減り（これは歯医者さんたちの啓蒙のおかげであるから皮肉なものだ）、今や歯科医の多くは年収300万円以下のワーキングプアだというではないか。ネットを覗くと、そういう歯医者先生たちの恨み節が山のように出てくるから、お疑いの方は参照されるとよい。

ついでだからもう一つ。医者の「メリット」として、収入とは別に、「先生」と呼ばれる社会的地位の高さ、というのを挙げる向きもあるかも知れない。実際、私も「先生」と言われるし、また同僚をそう呼んでいる。しかしこの呼称は非常に便利で、使いやすいという要素が大きい。何も相手を尊敬しているわけではない。

私が研修医の時も、上司や指導医からは、主に「先生」と言われるか、「里見」と呼び捨てにされるか、のどちらかだった。この二つに、ニュアンスの違いはない。「里見先生ね、……」と指導医に呼び止められてその後は大目玉、なんてことも頻繁にあった。むしろ、「里見君」と呼ばれるのは、上司の機嫌がいいか、少なくとも叱られるようなことはないな、と見当がつくような時だったように思う。

もっと言えば、学生時代、講義に出てきた教授が、こちらに向かって「先生方は……」と呼びかけたのには少々驚いた。要するに医者は相手を「先生」と呼ぶことが習慣になっているだけなのであって、そこに尊敬の念はない。それが分かっているから、「先生」と呼ばれることにヨロコビを覚える医者はいない。クラブのおネエちゃんの「シャチョー」「センセー」というのと、大して変わらない。

その証拠に、上司にゴマをすろうという奴は、相手を「先生」と呼ばない。「教授」とか「部長」とかの役職名を使う。余談だが、私はごく短期間在籍していた大学の医局で、みんながそこのO教授のことを「教授」と呼ぶのが嫌で、それは役職であって敬称ではないだろうと、あくまで「O先生」と言い続けていた。

いずれにしても、高校生諸君、もし君たちが「医者になりたい」と思っているのなら、医学部へ出願する前の今が、考え直す唯一のチャンスである。前述のように、医学部に入ってしまえば、もちろんそこからどこか別のところへ入り直す道はあるのだが、青春の浪費になる。その回り道は無駄にはならない、と言いたいところだが、医学の道へ進まない者にとって、医学部での勉強なんて、たぶん全くの無駄であろう。

もちろんこれだけの材料で君たちが宗旨替えをすることもないだろうから、もうちょっとおつきあいいただくことにしたい。

# 第二章　受験勉強は医者の仕事に役立つか

## またもや「改革」される大学入試制度だが……

２０２０年度から、大学入試制度が改革されるのだそうだ。大学入試センター試験をやめ、入試に相当する「学力評価テスト」を複数回実施する。つまり一発勝負の方式をやめる。そして暗記した知識量ではなく、思考や判断など、知識の活用力を問う、ということになっているらしい。

申し訳ないが私にはあまり興味がない。今までも、大学入試については、何回も「改革」がされているはずだが、その結果が「良かった」のか「悪かった」のか、という「評価」が公式にされたとは聞いたことがない。私はセンター試験の一つ前にあたる共通一次試験を受験した世代で、もっと具体的に言うと私の一つ上の学年から共通一次が始まった。高校の進路指導も大騒ぎだったが、結局あれで大学の質が上がったのか下がったのか、よく分からない。そもそも誰か検証したのだろうか？ 確実に言えることは、制度が変わるたびに、それに対応できるデータベースをもつ大手予備校は儲かる、ということであろう。

最近ではAO入試とか自己推薦（一芸）入試とか、「大学の入り方」は非常に多様化しているようだが、それで「人材育成」につながっているのかどうか、誰か教えてくれないものか。なんでも広末涼子さんが自己推薦入試で、小保方晴子さんがAO入試で早稲田大学に入学されたそうだから、早稲田に関しては赫々《かくかく》たる成果が挙がったのだろう。まことにご同慶の至りである。

それを言ったら、話は大学入試だけではない。かの悪名高き（ということは、多くの人は「失敗だった」と判断していることになるが）「ゆとり教育」にしたって、あれをやった文部官僚OBは「意義があった」と未だに強弁しているそうだから、これも結局は分からずじまいでうやむやになりそうだ。

阿刀田高《あとうだたかし》さんがどこかで指摘されているが、教育の評価というのは非常に難しい。ひどい教師が最悪のやり方で教えていたら、生徒の方が「こんなことではいけない」と一念発起して立派になった、という類の話は古今東西に多い。こういうのは結果オーライで「良い教育」だったと言えるだろうか？

同じような話だが、先代三遊亭円楽《さんゆうていえんらく》師匠の「浜野矩随《はまののりゆき》」では、名人浜野矩安《のりやす》の息子に生まれた矩随は、偉大な父親の影に押し潰されて自殺の一歩手前まで追い込まれる。円楽師は、「だから、子供を一人前にしようと思ったら、親父は少々ダメな方がいいんですね。ああなってはいけない、と思うから努力するんです。親が偉大だと、どうやっても追いつけない、ダメになろう、ってなってしまう」と言う。「だけど、(親子) 共倒れってのもあるからね」というのが円楽さんの結論で、そうなるとなんだかよく分からない。

## 増員された医学部の定員

というわけで(どういうわけだ?)、入試制度が改革されても、まあ改善されるところもあれば悪くなるところもある、というくらいだろう。もちろん私は、日本のために、改善点が多いことを希望する。ただし一つ、確実に言えるのは、入試制度改革は、「受験生のため」ではない、ということである。誰もこのことを指摘しないのが、私には不思議で仕方がない。

だって、定員が変わらない以上は、落っこちる人間の数も変わらないということは、絶対に変わらない。制度が変更されて、旧来では不合格だったのが合格する代わり、その逆も出てくるのである。せいぜい、落っこちた奴が「諦めがつく」ようなシステムであれば「受験生のため」と言えないこともなかろうが、落ちた受験生が「これはシステムが改善されたからで、自分が落ちたのは正しいことなのだ」なんて納得することは、まずないだろう。

多少とも医学部志望の受験生諸君にとって朗報なのは、最近は少子化の影響で競争相手そのものが少なくなったことだろうか。ただ、定員からすると大学全入時代になったとはいえ、その中での志向が、前章で述べたように、医学部に偏重してきている。これで少子化の「メリット」は相殺されているかも知れない。

しかしもう一つ、こっちは明らかな朗報として、医学部の定員は最近（医師不足という指摘を受けて）増員されたというのがある。そういえば、私が非常勤教員を務めている、ある「中くらい」レベルの医学部でも、専任の教授たちが、以前にはウチにもいた出来のいい学生が、より「上位の」医学部の定員増に吸い上げられてしまって、ここに入るのは馬鹿が増えた、と嘆いていた。そうすると逆に、今の入試制度で、偏差値で割り振られる学生も、案外「正しい」評価をされている、ということになるのかも知れない。

とにかく、入学試験の制度がいじくられることに一々つきあっていても仕方がなさそうなので、ここでは、現行の制度のもとで、受験勉強がどのくらい役に立つか、というのを考えることにする。「役に立つ」というのは、医学部を出て、医者になってから、受験の時に勉強した知識が有用であるのか、ということを基準にする。

## 入試科目に「国語」がないのは医学部が「理系」だから?

まずは「文系」と「理系」の区別から考えてみよう。医学部志望の高校生は、当然「理系」に在籍しているはずだが、この区別そのものが摩訶不思議である。なんでも、こんな区別をしているのは日本だけだとか聞いたが、本当なのかどうかは知らない。

とはいえ、実情にあわないことは確かである。その最も顕著な例は経済学部である。私のような経済音痴でも、現代の経済学は高等数学であることくらいは知っている。ほんの一例を出すと、1997年のノーベル経済学賞の受賞理由は「ブラック－ショールズ方程式の開発と理論的証明」だそうである。その数式をここに引き写そうかと思ったが、やめる。ただ書き写すだけでも間違えそうで、こんなことで恥をさらすこともない。

どうして経済学部が「文系」なのか、私には理解し難い。ネットで調べてみると、慶応大学の経済学部入試はA方式とB方式があって、A方式には数学がある(それでも数学Ⅲは含まれていない)が、B方式をとれば数学なしの受験科目でも入れるらしい。早稲田大学の政治経済学部は、政治学科に行くにも経済学科に行くにも、試験科目は外国語と国語が必須、あとは世界史もしくは日本史もしくは政治・経済または数学、の4つの中から1つを選択である。

早い話が、数学をとらなくても早稲田や慶応の経済学科に行けるのである。それで入学した後で、「数学について行けない」と愕然とした、という学生さんを私は知っている。大学側が、そういう「見通しの甘い」学生をわざと罠にかけ、懲らしめのためにこういう入試制度にしたのならともかく、これは随分とひどい話だよなあ。

まあよそさまのことはどうでもいいとしようか。医学部に行くにはどういう科目を勉強しなければいけないか、だが、慶応大学の場合は理科（物理・化学・生物から2科目選択）、数学、英語となっている。よく、医学は生物系なのだから、物理・化学の2科目選択で生物をとらなくても入学できるのはおかしい、という議論があるが、そんなのはむしろ枝葉末節のことであって、もっと根本的な問題は国語がないことである。どうしてないのか？「理系」だから、かね。

英語は、確かに必要不可欠である。もっと言えば、医者にとって、英語さえ分かれば、伝統的なドイツ語とかなんとかは、まず不要である。ただし、それは文献を読む、また書く、そして海外の学会などで聞く、もしくは話す、というのに要るのであって、日常診療に出てくるものではない。日本では、圧倒的多くの医者は、日本語で患者と話す。ごくたまに、六本木とかで外国人相手の診療所のバイトなどがあって、結構割の良いギャラをもらえるそうだが、そういうのは帰国子女や外国からの留学生出身者が取ってしまう。受験英語をえっちらおっちらやっていたような我々「ニッポン人」医者の出る幕ではない。医者の「語学」についてはいずれ別に述べる。

## アメリカでは「文系」学部出身の医者が理系と比較して遜色なく活躍している

そして、「日本語での日常診療」こそが、いま最も、医者が批判されていることではないか。「最近の若い医者は」と、私が言うのなら年寄りくさいが、愚痴るのは若手や中堅のナースである。「患者とまともに話ができない」と。患者の言うことを聞かない。口にするのは専門用語ばっかりで何を言っているのか分からない。そもそもモニター画面ばかり見つめていて、患者の方を見ない。

それが「国語の勉強」によって改善されるのか？　とお疑いの向きもあろう。確かに、小林秀雄や『源氏物語』を読んで、日常診療の態度に直接の影響は出ないだろう。しかし、祖国とは国語である、とシオランが言い、山本夏彦翁が引用し、藤原正彦先生が主張している。我々は日本語で考え、論理を組み立てる。日本語の能力が不足しているということはすなわち、脳の機能がそれだけ薄弱だということに他ならない。

ついでに言うと、以前、麻生太郎さんが首相であった時に、「(医者には)社会的常識が欠落している人が多い」と発言して問題になった。あれは麻生さん一流の「失言」扱いになっているが、私の家内を筆頭に、「その通りだ」と頷く人間は多い。私の方を見ながら賛成するのがやけに多いのはちょっと気になるが、まあそれはそれとして、かなりの程度真実を突いているのは確かだろう。その「常識」とは何か。まさかに三角関数が弱い、なんてことではないだろう。漢字能力はどうだか知らないが、やはり「国語」も深く関与していることではなかろうか。しかしそういう「国語能力」は、一般教養として培うべきもので、入試科目つまり試験勉強では「より直接的に役に立つ」ものが優先されるべきだと言われるか。ではこれはどうだ。

ご案内かも知れないが、アメリカでは医学部はすべて「大学院」である。つまり、工学だとか理数だとかの学部を卒業した者が、改めて入るのがmedical schoolなのである。日本の法科大学院の医学版、みたいなものと考えてもらえばいいだろうか。それで、州によってはその前の「学部」はなんでもOK、のところがある。

そういうところで、もともと文学部を出てから医学部に入った学生と、工学部を出てからの学生を比べてみると、やはり「理系」出身の者の方が出来が良いだろう、と思うのは素人の赤坂である。卒業後、研修医となってからの評価では、「理系」出身と「文系」出身とではほとんど変わらないそうだ。唯一、差があったのは精神科で、ただしこちらは「文系」出身の方が出来が良かった、ということである。なんとなく、そうか、と思ってしまうよね。だからやはり、「医学部は理系」という原則は、「経済学部は文系」と同じく、当てにならないらしい。

## 入学試験は制限時間内に答を見つけるゲームである

ぐちゃぐちゃ検討してきたが、どのみち受験勉強なんて、どの科目をやろうとも、将来の役にはほとんど立たない。なんだかんだ書いてきた挙句にこう結論してしまうのは身も蓋もないが、本当だから仕方がない。それは個別の「科目知識」としてもそうであるし、なによりも、正解の出し方、つまり点の取り方、要するに試験合格の仕方、が医療のみならず実社会の役に立たないようになっているからである。

まずは個別の「科目知識」について、だが、私はかつて、受験数学の問題は大抵できた。共通一次はもとより東大の二次試験でも数学は満点だったはずである。だが、今は、私の娘（「文系」である）の受験数学を見てやることもできなくなった。先日、魔が差して、本屋で東大の入試数学問題集を開いてみたが、そもそも何が聞かれているのかほとんど理解できなかった。なんだこの音符みたいな記号は？　と考え込んでしばらくして、ああ積分のことだっけ、と思い出すくらいだから、情けないったらありゃしない。

そして、開き直るようだが、それでなんの不自由もない。今の私の仕事にとって重要な「数学」は、統計学であり、これについては私はそれなりに詳しい。嘘だと思うのなら中外医学社から出ている拙著『誰も教えてくれなかった癌臨床試験の正しい解釈』を読んでもらいたい。ただし、ネタをばらせば、この本で私が書いているのは統計解析（つまり数学）の「結果解釈」で、実のところ論理学であり、むしろ「国語」の延長なのである。「数学」の方については、専門の統計学者が監修としてチェックしてくれている。

さてそういう個別の科目、数学が大事か国語が問題か、なんてことよりも重要なのは、「正解の出し方」の方である。これは以前拙著『希望という名の絶望』（新潮社）に書いたことだから簡単に再録するが、入学試験はゲームである。ゲームにはルールがある。あたかもサッカーで、キーパー以外は手を使ってはいけないというのと同じである。

たとえば、サッカーと同じく、また野球と違って、制限時間がある。長くて2時間ちょっと、短くて1時間くらいだろうが、大学によって、また学部によって、決まっている。実社会では、そんな制限はない。フェルマーの最終定理の証明のごとく、一生かかっても成し遂げられれば大成功、という場合もある。その一方で、医療では、10秒以内に次善の策でも講じなければ患者は死ぬ、1分経ってから「正解」を見つけても遅い、というようなこともある。

試験とは、この制限時間内に答を「見つける」ゲームであって、「答がある」ことは予め分かっている。「本物の」数学者が取り組む問題は、それこそフェルマーの最終定理のように、答があるのかどうか分からないものである。しかし数学の試験問題で、「実はこれには正答はありません」とか言われたら、「そんなのアリかよ」ということになるだろう。だけど、「そんなのアリ」に決まっているだろう？　医療の現場で、どうにかしたら必ず患者が助かる、なんて「分かっている」と思うか？

試験の答は他人に聞いてはいけない、というのもルールの一つである。しかし、自分では分からない時に、それを「知っている」人間を知っていて、そういうのにすぐにコンタクトすることができるというのは実社会ではきわめて重要なポイントになる。それは人脈が広いと呼ばれ、そうなるべくみな努力する。私が前述の「統計学の本」を書けたのも、吉村健一という若くて優秀な統計学者を知っていて、彼に協力を頼めたからである。

それから、試験問題を解くのに、本を開いてもいけない。これもおかしい。分からない時にはそういう調べ物をいかに能率的に行うかが大事である。そして、調べてみたら実は自分が「知っていた」と考えていたことが思い違いであった、ということも多い。その場合は速やかに頭の中を訂正しなければならない。

以前、私がいた病院で、院長が研修医に、「今日の手術患者の血液型は把握しておけ」と説教した、ということがあった。それに対し、研修医の指導にあたっていたベテラン外科医は、「カルテを見て確認するようにしろ」、と教えた。こちらが「正解」である。要するに、うろ覚えで80点をとっても仕方がない。血液型を間違えるなどということは万が一にもあってはいけないので、資料を確認して100%確実にすべきである。うろ覚えでの80点の方が優先される試験の思考法は、文字通り致命的なミスにつながるのである。

しかし試験では、人に聞いたり本を見たりすることは「カンニング」として禁止されている。どうしてこれが悪いのか。それはサッカーで手を使ってはいけないのと同じく、ルールだからである。それ以外に倫理的な、または論理的な理由などない。

## 入試メソッド「誰でもできる易しい問題から先に解け」の卑しさ

ついでにもう一つ、1問目が分からなかった時、そこでずっと時間を費やしていると零点になる。こういう場合は、2問目以降から手をつけて、点を稼ぐのが「正しい」やり方ということになっている。しかしその方法が「正しい」と思っているような連中が役人になって、難問を「先送り」ばかりするから世の中がうまくいかないのだ。

だいたい、誰でもできる易しい問題を先に解けなんて、発想が卑しい。「誰でもできる」なら君がやらなくたって、他の誰かがやってしまうだろう。そういうのはそういうのしかできない奴に譲ればいい。人が手をつけたがらない難問にこそ君は立ち向かうべきではないのか。

もちろん私は、入試なんて実社会の役に立たないから、カンニングでもなんでもしてしまえ、と言っているのではない。そうではあってもやはりそれに対して逃げずに勉強するのは学生の本分の一つで、それができないようなのは地の屑にして世の毒だ、と河合栄治郎先生も言っている。

重要なことは、そこから抜け出した時に、そういう実社会では通用しない発想ないしは思考経路から脱却することである。これは案外難しい。旧帝国陸海軍人事が士官学校の成績順に行われ、肝腎の戦争の勝ち方が二の次になってしまったのが好例である。なんたって数字で表せる「成績」は、分かりやすいのである。ついでに言うと、毎日や朝日発行の週刊誌は、部数も内容も惨憺たるものになっているが、「学歴社会」を煽る「高校別東大合格者一覧」をドル箱にして、辛うじて生き永らえている。この醜態にも、「点数思考」の残滓《ざんし》を見いだすことができる。

## 私立医大の偏差値は、学費を安くすれば上がる

ところで受験というのは、受ける方は真剣そのものかも知れないが、受けさせる方、つまり選ぶ方は、受ける方が知ったら腹が立つほどいい加減でテキトーでご都合主義である。まあ向こうは高田純次だ、くらいに思った方がいい。

大学は、優秀な学生を集めなければ成り立たない。それは確かにそうで、もちろん選抜もデタラメというほどではない。しかしながらとくに私立大学なんかは、どうせ超一流頭脳なんて来るはずないと思っているからか、いろいろな要素が絡む。

私立医大の偏差値を上げる方法は非常に簡単で、学費を安くすればよい。実際、これでいくつかの大学が「難関校」の仲間入りをした。また、ある医大は、卒業生の子弟を優先することをやめ、ランクを上げたそうだ。ということはつまり、「優秀な学生の選抜」という表看板は

あるのだけれど、裏ではカネとコネとの妥協点を探っている、ということだ。

極めつきは、多くの私立医大では、男女枠がある。まともに勉強すれば女の子の方が成績がいいに決まっていて、実際、医学部で女子学生の占める割合は急増している。だが、どうしても、女子は卒後、外科系に進みにくい。増えたといってもやはり頻度的には男子よりそういう医局に入る確率が低い。これは学生側の志向の他に、受け入れ側の体制の問題もある。さすがに今は違うだろうが、私が卒業する時、脳外科の教室は、「女性は来ないでほしい」と言っていた。仕事の性質上、その辺のソファーで寝泊まりするようなことが多い。それを女性に強いることは難しいが、かといって、女性のために当直室や仮眠室を準備するような余裕もないのだ、と。

だから、医学生が女子ばかりになると、その大学の中で、外科系に行く人間が少なくなり、バランスがとれなくなる。最近は卒後、大学病院に残る医者の割合そのものが減っているから、相乗作用で、最悪の場合、外科教室の維持ができなくなると危惧されることもある。

そうした事情から、私が知っているある私立医大は、男女で別々に定員を決めているそうだ。もちろんそんなのは表に出ないが、男子の方が低い点数で合格する。別の医大の先生は、面接の点で、男子に下駄を履かせると言っていた。だから男子学生は、面接で、「将来の志望は？」とか聞かれたら、女医さんが多いところ、たとえば皮膚科に行きたいなんて答えたら、せっかくのアドバンテージを台無しにしてしまうことになるぞ。

あ、もちろんそういう操作をしない大学もある。どうすればいいのかって？　学生の男女比と、その経年変化を調べればすぐ分かるじゃないか。そのくらいの対策ができないようだと先が思いやられるな。

まあそう怒るなよ。選抜試験なんてそんなものさ。それよりも、もし君たちが本当に医者になるのなら、大学に入ったら「うろ覚え競争」から脱してくれないと困る。これは患者のためなのだから、肝に銘じておいてほしい。だけど、医学部の授業は必修ばっかりで、ある意味、というか、形の上では、受験勉強とそんなに変わらないのだけれどね。

# 第三章　医学部で何を勉強するか

## 研修医になる時、大学の成績は意外に重要

前章では、大学に入るための受験勉強は、医者として働く時には物の役に立たない、という話をした。しかしまあ、受験勉強が「なんにもならない」のは、医学部に限った話でもなかろうから、そんなことでは君たちは驚かないはずである。なにはともあれ、めでたく医学部に入った、としよう。そこではどういう勉強をしているのか、またはすべきであるのか。

私が大学に入ったのは35年以上も前のことであるから、今となっては状況がかなり変わっていることと思う。前にも述べたように、私は大学での勤務をほとんどしたことがないので、その辺のことについては疎い。本章では、大学の教官をしていた友人の話を参考に、主に「昔も今も変わらないこと」を中心に書いていくことにする。

大学に入って、まずやることは、昔から一般教養（略してパンキョー）科目と相場が決まっ

ていた。戦前の旧制高校に相当するもので、つまり、専門科目の勉強の前に、社会人予備軍として恥ずかしくない「教養」を身につけようというものである。人文科学・社会科学・自然科学、それに語学などの種類があった。

「教養を身につける」という趣旨はまことに結構だが、やることはフツーの講義の聴講であり、高校や予備校での受験勉強とそんなに変わらない。そして、各科目にちゃんと試験もあって、当たり前のことだが成績がつく。これもまた受験勉強と同じようなことである。

受験勉強と違うのは、点数をあまり気にすることなく、「受かればいいや」、つまり単位を落としさえしなければいいのだということである。そう言いたいところではあるのだが、どっこいそうもいかない。細かな点数はつかなくても、優良可で成績が残り、たとえば就活の際の参考資料となってしまう。いくら「自分は大学時代、学校の勉強でなく、こういうことを学び、またかくかくの活動をしました」とかアピールしたところで、それで向こうを納得させられるかどうかは分からない。その「成果」を示すちゃんとした証拠がなければ、ただのハッタリととられてしまうかも知れない。なんたって、成績の方は、「数字」で残っている。「書いたモンが物言う」とは、先日亡くなった人間国宝、桂米朝師匠も演っておられた、上方落語にもよく出てくる台詞である。

とは言いながら普通の企業への就職と違って、医学部を卒業して病院に勤めるのには、そんな「学校での成績」は関係ないのではないか。実は私もそう思っていた。私が卒業した時には、まだ「白い巨塔」的な体制が残っていて、フレッシュマンはだいたいがその大学の附属病院で研修するものだった。そして、ほとんどの場合、新卒者は希望通りのところへ入れた。入った後で医局の人事によってあっちに回されたりこっちに行かされたりするのである。「医局」についてはまた別の機会に書く。

ところが最近は、そういう大学病院を通してではなく、卒後いきなり一般病院で研修医になるのが主流である。今までは大学からの人事を（不満があったとしてもそのまま）受け容れていた病院側も、自主的に採用することになったので、それなりに慎重になる。学生なら一定の割合でドロップアウトしても「仕方がない」で済むのだが、なにせ実際に「働く」人間を採るのであるから、どうしても真剣になる。私の病院でも、研修希望の応募者は、大学からの成績証明書をつけて申請しなければいけなくなっている。

成績表がある以上は、目を通す。そうすると、他の条件が同じなら、どうしても成績上位の者が優位になるのは当然である。よって、一般の就活と同様に、「学業の成績」が悪い者は、単に「遊んでいた」もしくは「怠けていた」というのではない、と証明するために、なにかよほどアピールする点がないといけない。つまりはハンディキャップになるのである。

もう一つ。東京大学に限定した話になるが、東大は医学部なら医学部にいきなり入るのではない。入学するのは教養学部であり、1年半後の第2学年前期終了時に、3年次から医学部医学科に進むことが決定するのである。私が入った理科三類からは医学科に（単位さえ足りていれば）自動的に進めるが、理科二類の学生さんでも医学科に行く道がある。その枠は、志望者のうち、成績上位者10人であり、かなり熾烈な「点取り競争」が行われる。このシステムは、おおむね現在も変わっていないはずである。

というわけで、なかなかどうして大学での勉強と試験も見くびるわけにはいかない。このこと自体はむしろ喜ばしいことで、大学生を遊び呆けさせておくよりもよほどいい。問題は、それが「役に立つ」ものであるかどうか、である。

## パンキョーは減らされ、国家試験の予備校と化す医学部

それでパンキョーであるが、個人的には、今の私には案外役に立っているものもある。もちろんほとんどは忘れたのだが、衛藤瀋吉《えとうしんきち》や公文俊平といった教授の国際関係論や、教官の名前は覚えていないが倫理学などの講義の一部は、最近私が書くもののネタになっている。なに？　それって、医者としての役に立っているのと違うのではないかって？　まあそうだな。

一方、数学や物理学など自然科学系の講義は、全く頭に残っていないし、正直言ってその時もよく分からなかった。後から、理工系の知人に聞いた話では、その人もパンキョーの数学に

は苦労したが、専門課程になってからの数学は、はるかに理解しやすかったということである。なぜなら、それがどういうことに応用され、なんのために勉強しなければいけないのか、が分かるからだそうだ。基礎的なこと、というのは往々にして「これがなんになるのか」が見えなくて、ちんぷんかんぷんになってしまいがちである。むしろ先へ進んでから戻って勉強すると「ああ、こうだったのか」ということが多い。これは、臨床（応用）医学と基礎医学の関係でも同じことが言える。ちなみに改めて確認するまでもないが、ここでいう「基礎的なこと」というのは、「初歩的なこと」とは全く別である。

ところで、仄聞《そくぶん》するところによると、今やパンキョー科目はどんどん減らされているらしい。私の学生時代は、専門科目は3年生から始まる基礎医学で、4年生から内科とか外科とかの臨床科目がぼちぼち出てきたはずだが、知りあいの医学生に聞くと「3年生から臨床科目が本格化する」のだそうだ。そうすると基礎医学はもう2年生までに済ませているはずで、全体に前倒しになって、パンキョー科目は減らされているらしい。

私はその辺は詳しくないが、なんでも「平成3年に大学設置基準が大綱化され、授業科目の区分やこれに応じた卒業要件単位数の定めなどの取り扱いを弾力化し、これらを各大学の自主的な取組に委ねる」というようなことが起こり、ここぞとばかり多くの大学で「教養科目」が減らされたということである。

どうしてそういうことをするかというと、医学部の場合を例にとると、卒業生は医師国家試験に受かってナンボ、であって、とにかくそれへ向けて準備しないといけないから、というのが理由である。実際、多くの医科大学では、最終の6年生は、国家試験の勉強ばかり、という予備校状態になっているそうだ。

私はそのことをどうこう言う立場にないし、実際、私の時代でもパンキョー科目には「なんでこんなのがあるの？」というのが多かった（その代表は語学で、これは次章にでも書くことにする）から、この削減自体は大した問題ではないかも知れない。ただ、なんらかの方法で「教養」をどうにかする方法はやはり必要であろう。そうでなければ前にも書いた、「（医者には）社会的常識が欠落している人が多い」という麻生太郎首相（当時）の「失言」ないし「金言」はますます「事実」になってしまう。

「漢字の読めない」麻生さんに言われたくない、と不服な医者方《センセイ》もいるかも知れないが、私の同級生（つまり東大医学部卒の医者）には桁違いにぶっ飛んだのがいた。彼は入院した友人を見舞って、そのことをクラスのみなの前で「○○君は、コヤス状態になっていますので……」と報告した、というのは序の口である。分からなくても先に行く。ある時、誰かの墓参りをした彼は、周りを見渡して、同行した友人に、「この辺には、イエユキという名前が多いのか？」と聞いたそうである。つまり、その辺の墓石には「××家之墓」と刻まれていたものがやたらと目についたらしい。

ついでにもう一つ。学生時代、世話になっていた教授のお母様が亡くなり、彼も私も、何人かの同級生とともにお通夜に伺った。お母様は高齢であり、長く療養された末というお話であったから、先生も奥様も、むしろほっとされていたのか、和やかな様子で、学生たちにも酒食を振る舞われた。彼は相当酔ってしまったらしい。それではこの辺でお暇を、という段になって、みな「ご会葬御礼」の品、つまり挨拶状と塩、それに風呂敷とワンカップのお酒が入っていた紙袋を受け取って帰っていく。彼はそれを忘れていきかけたらしい。大声を出して、「あ、ボクにもそのオミヤゲ取って、オミヤゲ」と叫び、我々は慌てて彼の口を塞いだ。

## まず最初の専門課程、解剖学での伝説

彼が果して大学の「一般教養」教育によって矯正されるかは甚だ疑問であるので、このネタはここまでにして次へ行く。医学部の専門教育である。まずやらねばならぬことは解剖学で、というのは北杜夫さんの『どくとるマンボウ青春記』などにも出ている。人体の構造が変わらない以上は、その頃も私の時代も今も、やることは同じであろう。とにかく人体のいろんなパーツについている名前を覚えまくらなければならない。

北杜夫さんは、解剖実習用の遺体は、自分たちの時代に比べて減っている、と書かれていた

ようだが、今は逆に、解剖のために献体をして下さる篤志家が増えて、私の学生時代よりも恵まれているとかいう話も聞いている。

解剖実習は、3カ月ほどかけて、ホルマリン漬けの一人のお身体を、私らの時には4人の学生（今は2人に一体らしいが、大学によっても異なるはずだ）で、文字通りバラバラにする。聞けばおどろおどろしいようであって、何人かの学生は気が狂うとか退学してしまうとかいう話があるが、ほとんど都市伝説である。真っ昼間に明るい照明の下で、100人の学生と10人ほどの教官とが教科書と首っ引きでやるのだから、別にどうということはなかった。ただし自分では分からないが、複雑に入り組んだ場所を長時間かけて解剖しなければいけなかった日などは、私の身体にも猛烈な臭いがしみついていたらしい。

ついでにこの解剖にまつわる「都市伝説」をいくつか記しておくと、どこかの学生が遺体の耳を切り取って壁に貼り付け、「壁に耳あり」と言って退学になった、というのが一番有名である。もう一つ、数メートルに及ぶ腸を切り取って、それで縄跳びをした奴もいるとかいう話もある。

そんな話をいくらしても仕方がないので、自分で経験したことを書こうか。解剖で一番「汚い」仕事の一つは、腸の内容物の除去である。亡くなった方が直前に食べたものが、そのままホルマリン漬けになって、胃内には食物残渣つまり食べ滓《かす》となって、小腸にはドロドロの消化物となって、また大腸には便となって入っている。これを洗い流さないと、本来の目的である胃腸の構造の観察はできない。4人のうち誰がそれをやるか、で隣の4人組は大声でジャンケンをして決めていた。負けた奴は「うわ……けんちん汁やな」とか言いながらその仕事をやっていた。あ、今日、けんちん汁を食べる予定の読者がいたらお詫びする。もう遅いか。私の組はどうやったか、って？　忘れた。

当然のことながらご遺体となった方は、なんらかの死因があって亡くなっているのだが、死亡診断書に書かれた病名は担当学生にも事前に知らされている。たとえば、肺癌の手術で左の肺を取っている、というような場合は、もちろん左肺はどこをどう探してもないからだ。その他、病気によって、本来の構造と異なっている臓器も多いのだが、「解剖実習」では「正常の人体」をまず学ぶのが眼目だから、そのことは頭に入れておかねばならない。

私らが解剖したご遺体は、高齢の女性で、「胃癌で亡くなった」というふれこみであった。しかし、実際に解剖してみると、胃はしっかりあって、それはいいのだが、癌らしきものもどこにもない。解剖実習に応援に来ていた病理の教官（この違いがどうか、という説明は面倒だからここでは省く）に訊ねてみたが、確かに癌はないし、手術の形跡もない、ということである。へ？　じゃあこのお婆さんは胃癌で亡くなったのではなかったのか？

病理の教官は、そんなことはよくあることだ、とこともなげに言った。「だいたいさあ、こういう年寄りは、年寄りの医者にかかるんだよな。そうすると、両方ともボケてるからさ、わけ分かんねえんだよ」。隙のなさそうな「学問」に対して、実際の「医療」はいい加減である、と学んだ、これが最初である。ただし、良いとか悪いとかいうのではない。もしその病理の先生の推察が正しかったとしたら、自分と同じお年寄りの「先生」に最期まで診てもらい、テキトーな病名であの世に送り出されたこのお婆ちゃんは、それなりに幸せであったに違いない。

## なぜ教官は解剖実習で学生の質問に答えられないのか？

それはそうと、この専門課程になってみると、「教える」側の変化に気づくようになった。パンキョーでもそうだったのだろうが、迂闊な私には分からなかったのだ。それは、大学の教官は、学生に教えるのが本職ではない、ということである。いやもちろん、肩書きは「文部教官」なのだから、「教えなければならない、それが仕事」なのだが、本当の仕事は、自分の研究である。

たとえば解剖実習で、学生が質問をする。教官はそれにすっと答えられるかというと、そうもいかない。彼の専門は、実は心筋細胞の構造であったり、神経細胞の再生メカニズムであったりして、ここの血管がどう走っているか、なんてなことではないのである。

そもそもご遺体を相手に格闘する「マクロの解剖」は、何世紀も前からやられていて、日本でも宝暦年間の山脇東洋以来やられていて、それから人体の構造は変化していないはずである。だから大抵の「研究」はやり尽くされていて、今さらそれを自分のテーマにする人はほとんどいない。そうすると、学生につきあうこの解剖実習は、実は自分の専門外のところをやっているのである。もちろん、毎年やっている分だけ、ド素人の学生よりマシであるが、それでも、本格的に指導しようとすれば事前に詳細に予習しておかなければならない。そんなことはやればやるほど自分の「本業」である研究の時間を食われることになる。教官は、自分の研究を業績にして、出世していかなければいけないのに。

というわけで、実は、教官にとって、学生の教育は、有り体に言えば雑用、婉曲に言っても負担である。よほど「教官」の自覚がある先生でなければ、小学校の教諭のごとき情熱を傾けて学生の相手はできない。このことは、生化学や生理学といった基礎医学の他の科目も、もっといえば臨床医学もすべてそうである。大学の教官はすべて第一線の研究者であり、ド素人に基礎知識を教えるなんて、やりたくない。自分が専門としてやっていることはもっとずっと先の、いわゆる最先端のことであるが、繰り返すが相手は「何も知らない」学生であり、それを講義することはできないのである。

東大で私が教わった教官では、おしなべて解剖学の先生たちはみな「教育者」としても熱心で親切であったが、基礎科目の教授にはあからさまに「教科書に書いてあるようなことは教科書を読め」、で済ませてしまうのも多かった。随分と冷たいものだと当時は思ったが、いざ自分が学生に教える側になると、その気持ちは実によく分かる。

むしろ、基礎系の教官よりも、(私も含め)臨床系の方が「教育」に対する熱意はもっと薄いかも知れない。私ががんセンターにいた頃、ある大学の講師だった先生が、がんセンターに赴任してこられた。その先生は、「なにより、学生に講義をしなくてもいいということが一番嬉しい」と笑顔で語っていた。

日本の官僚機構にはおかしなところがいっぱいあって、普通の病院の医者は、がんセンターなども含めて、厚生労働省の管轄下に置かれる。しかし、大学病院だけは、文部科学省が管轄する。とはいいながら、大学病院に勤務する医者の圧倒的多数は、自分が厚生労働省的な「医者」だと思っていて、学生に教えるという文部科学省的業務は、やっぱり雑用なのである。それでもって給料がその分上乗せされていればよいが、通常は大学病院から出る給料は、一般病院よりもはるかに低い。どうしてそれでやっていけるかということについてはまたいずれ書くが、これだけ矛盾があると碌なことにならないだろうとはお察しがつくことと思う。

## 知識の詰込に汲々とし、相手が生きた人間であることを忘れる

まあ「教える側」のことはここでは措く。教わる学生からすると、医学部の専門課程に入っ

ても、解剖学も生化学も生理学も（以下略）、とにかく覚えることは山のようにある。大学側としても、前述のように、とにかく国家試験に落ちられるとなんにもならないので、ひたすら知識を詰込むことを要求する。結果、形の上ではまたしても、高校や予備校での受験勉強とあまり変わらなくなる。最近では試験も厳しいようで、だから私が一度、非常勤講師として講義した某医科大学では、「試験に出ることを話してほしかった」という、こちらからするとふざけるなこの野郎と言いたいくらいの「感想」が出てくるのである。

その結果、どうなるか。まず、ほとんどの医学生は、知識を得るのに汲々として、「相手」が生きた人間であることを忘れる。ここにいる患者は、肝機能と腎機能と心機能と（以下略）、その他のパーツの集合体ではない。文句も言えば泣き喚《わめ》きもする、また時として物分かりが悪くこちらの言うことを聞かない、さらに時にはセクハラもすれば泥棒もする、要約すれば君や私と同じロクデナシである。そしていずれは必ず死ぬ。こういうごく当たり前のことを、感覚として理解することができない。

これは私の僻目《ひがめ》ではないと思うが、「生命とは何か」「死生観はどうあるべきか」などということを持ち出した時に、医学生の反応はきわめて乏しい。「それどころじゃない」「試験に出ないことはこの際、後回しにしてくれ」という感じである。ところが（失礼な言い方ではあるが）、医学生に比べて覚えることがかなり少ない看護学生は、目を輝かせて食いついてくる。

少なくとも私が教えるわが看護大学の天使たちは、それを「とても面白い」と言ってくれる。それが自分の将来にとって重要だと気づく余裕があるらしい。

だから私は本気で、これからの医療の希望は医者にはなく、ナースにあると考えている。囲碁などで大局観という言葉があるが、コンピューターがいかに発達しても、この「総体を把握する感覚」は人間にはまだ及ばない。しかし数字に表せない、試験に出ない、そういう「センス」を養う環境は、今の医学教育には期待できない。

そして学生の側から改めて総括すると、医学部の6年間は、国家試験のための知識の詰込である。大局観を養うことはできない。必然的に、自分は医者に向いているかどうか、なんてなことを考える余裕もない。卒業して初めて、生身の患者が待ち構える現場に放り込まれ、愕然とするのである。そして「もしかしたら自分は道を誤ったのか？」と呆然とするのである。その時君は、最短コースであっても、すでに24歳になっている。どうだ怖いだろう。

# 第四章　語学について

## 医学者に限らず日本人が留学しなくなった意外な弊害とは？

私はいわゆる「留学経験」というものがない。これは私の年代で、曲がりなりにも研究をして結果を学会で公表する、もしくは論文を書いて出すということをする医者の中では、珍しい部類に入る。どうしてそうなったかというと、健康状態の不安とか、生活能力の不足等を理由として、というより言訳としているが、たぶん本音のところは「めんどくさい」という怠惰ゆえであっただろう。ちなみに学生時代に1カ月だけニューヨークの病院で実習したことはあり、その経緯は『希望という名の絶望』（新潮社）に書いたが、こんなのは留学のうちに入らない。

ところで、世の中の「留学」には、「語学留学」、つまり英語なら英語を現地で勉強する、というのがよく目につくが、私はあれがよく分からない。語学は基本的に手段であるはずで、せっかく海外に行くのであれば、習得した語学を駆使してなんらかの研究なり勉強をするのが本筋なのではなかろうか。ただ「現地語」を習って、そのまま日本に帰るのであれば、なんのためだったのか、という疑問が拭えない。だって日本でその外国語を使う機会は、現地よりはるかに少ないのが当然である。

医者の「留学」は、語学の習得が目的ではむろんなく、医学の研究のためである。それに必要な語学は予め日本で勉強しておくのが基本である。もちろん、留学に際してハードルとなるのは語学だけではなく、生活のこと、環境の違ったところでの研究のこと、などがある。むしろそういうことの方が主体だろう。

留学の意義は、海外の一流施設で研究成果を挙げる、というのが理想であるが、限られた時間ではそこまでいかない方が多い。それでも、そのような研究に参加したり、方法論を会得したり、また研究者仲間の人脈を築いたり、ということが将来の糧になる、という建前になっている。

もって回った言い方をしたのは、日本でもある程度のことはできるからで、実際には留学をしなくても、そこそこの研究業績は出せる。もちろん、欧米の方が研究環境は整っていることはままあるが、そういう場合、本格的にやろうという研究者の多くはそのまま行ったきりになってしまい、日本には戻らない。そうではなく2〜3年して日本に帰って来る大半の医者にとって、留学時の「研究」は、その後の仕事内容や業績とあまり関係しないことの方が普通である。だから、留学をしたことがない私も、その意味ではひけを取ることなく学会発表や論文執筆をしている。

だったら余分な苦労をして海外で生活しなくても、その分国内で堅実に仕事をした方が結局トクではないか。そう考えて留学しない医者が昨今増加しているらしい。いや、医者に限らず、日本人は留学しなくなった、韓国や中国の若者にはるかに抜かれた、という指摘が多い。それは、「合理的な」判断の末と、言えないこともないが、やはり憂慮すべき事態と考えられている。

実は留学で最も大事なのは、本業と関係のない、慣れない環境での、無駄のような徒労のような生活や職場での苦労で、それを若い時に経験することこそが、間接的に人を成長させるらしい。私はそれを怠ったのだから、やはりどこか欠陥があるのではないかと、この年にして思う次第である。

まあ私のことはどうでもいい。前置きが長くなったが、本章のメインテーマは「語学について」である。前述のように、医者になって留学をするのであれば、その時に語学を勉強するのではなくて、その前に身につけておかねばならない。では、「合理的に」考えて、余計な苦労はしない、日本でやっていればいいやということになれば語学は不要であるのか。もちろんそうは問屋が卸さない。以下、「留学はしない」ことを前提に、医者に必要な語学について紹介する。

## 「カルテ」はドイツ語だが、今はカルテはドイツ語で書かない

カルテは何語で書くのか、という質問を、最近はほとんどされなくなった。さすがに「医者はドイツ語でしょう?」という「一般常識」はなくなったようである。明治以来、日本の医学界はドイツ医学を導入し、学術用語もドイツ語で、というのはその通りだが、第二次大戦後の世界は英語で覆われている。なんたって世界の中心はアメリカだから仕方がない。一つの証拠に、我々が行く学会でも、「国際ナントカ学会」や「世界カントカ会議」は実質的にはお祭りで、学問の最先端は「米国何々学会」もしくは「北米是々会議」で発表される。

私が学生の頃だったか、ある有名なドイツの医学雑誌が、ドイツ語で書かれた論文の掲載をやめ、すべて英語に切り替える、というニュースがあった。なんだか、ドイツ語の最後の砦がなくなったような取り上げ方だったが、私らには感慨も何もなく、当然のこと、というより、まだそうでなかったの? くらいの感想しかなかった。なおかつ、ネットの普及で、e-mailでやりとりするようになってからは、もう英語オンリーである。

それでも伝統というものはなかなかに消え去らず、部分的にドイツ語の名残は残っている。よく漫画なんかに出て来る、クランケ(患者)なんて言葉は聞いたことがないが、胃をストマ

ックと言わずマーゲン、肺をラングと呼ばずルンゲ、くらいの「用語」はまだ使うことがある。ただし、そんな符牒《ふちょう》みたいな単語を断片的に使っても、なんの意味もない。

私の恩師である故・尾形悦郎《おがたえつろう》先生は、テクニカルタームは英語で、という教育を徹底された。医局員が「マーゲン」なんて言おうものなら、日本語か英語で言えと指導される。もう一度「ルンゲ」なんて言ってしまうと、先生はそこからドイツ語でしゃべり出し、医局員に質問されるのである。こっちはつい「符牒」を言ってしまっただけで、本格的なドイツ語なんて話せるはずもないから、立ち往生するばかりである。先生はニヤッと笑って、「話せない言葉は使わないように」。

さてこれまた「伝統」的に、精神科と産婦人科では、かなり最近までドイツ語でカルテを書く風習（？）が残っていた。若い時、私らはこれに往生した。救急で受診した患者の、精神科や産婦人科の病歴が、さっぱり分からないのである。夜間など、精神科医なんて当直していないから困り果て、産婦人科の当直医に「すみませんこれなんて書いてあるんですか？」と聞きに行ったこともある。「分からないね」とあっさり言われて途方に暮れた。若い産婦人科医は、自分たちの領域でのドイツ語の用語は理解できるが、専門外のものは読めない。要するに、「ドイツ語ができるわけではない」のである。だったら日本語で書いてくれよ。

ついでのことに記しておくが、今、我々が書くカルテ（考えてみればこの言葉はドイツ語だが）のほとんどは、日本語である。カルテは看護婦さんも読みまた書くので、英語で書いても、それこそ「何て書いてあるんですか」ということになる。当たり前のことだがカルテは業務のためのものなので、「誰にも分かる」ようにしておかないといけない。どこかの開業医の先生が、カルテはラテン語で記載すると自慢げに書いておられたのを読んだことがあるが、個人営業だからこそできることなのだろう。

そういったわけで、もう面倒なので、以下すべて英語の話に限ることにする。英語ができれば、今はまず困ることはなく、それ以外の語学は「飾り」として役に立つことはあっても、くらいのものである。尾形先生のように、ドイツ語ができる方が、わざわざ「使うのだったら英語を」と指導される時代である。

## アメリカでの学会は超アウェイ。発表前はジョークまで何度も練習

アメリカ人と日本人は、外国語の習得が不得意な二大国民だそうだが、ネットを含めて世の中の「公用語」が英語になり、圧倒的にアメ公どもに有利である。そんなことわざわざ指摘するのも馬鹿馬鹿しいが、それでも言わずにいられないくらい、不公平である。白鵬がいかに強くとも、完全ボクシングルールでヘビー級チャンピオンとやれば負けるだろう、というくらいの致命的ハンディキャップである。さらに悪いことに、奴らは英語はできて当然、人間として

必須である、くらいに思っている。「英語しかできない」連中がそんなことを考える資格なんてあるはずないのに、そこまで思考が及ばない無神経さはいっそ天晴れである。

数年前、ハワイで開かれた学会に行き、日本での研究について二つのテーマで講演してくれと依頼された。この学会の出席者はほとんどがアメリカ人で、遊び半分のカジュアルなものだった。みんなアロハシャツで来て、プログラムは午前中のみ、午後はリゾートでのフリータイムである。発表者はみんなくだけた口語でベラベラ遠慮なくフルスピードでしゃべり、ふんだんにジョークも入れる。お分かりいただけると思うが、満場どっと沸いたところで自分だけ聞き取れず笑えないのは実に辛い。「完全アウェイ」どころの騒ぎではない。

なによりも自分の発表である。20分の話を二つ、まさかに原稿を読むわけにいかない。かつて菅直人首相は会談相手の胡錦濤主席の前で、冒頭の挨拶から手元の原稿を棒読みして全世界に恥を配信されたが、あんな能無しと違って、私にはプライドがあるのだ。

発表スライド原稿をもとに部屋に引き籠って何度も練習する。最初はもちろん20分に収まらず、30分以上かかる。かつ、途中に数回、確実に笑ってもらえる冗談を入れないといけない。そこでの間の取り方にも稽古が要る。5、6回シミュレーションしてやっとスムーズにしゃべれるようになる。気がつくとこれだけで3時間、眩いハワイの太陽の下みんな遊んでいるのに私だけひたすら練習である。しかもこれが2回あるのだ。私はハワイに行ったことはこの一度きりなので、ハワイと言えばホテルの部屋で発表の練習をしたことしか記憶がない。

## 語学で最も重要なのは、流暢さでなく内容

スペインに、R先生という、肺癌の世界で英米からも一目置かれる先駆的な仕事をされている研究者がいる。がんセンターに数週間滞在されたこともあり、私も親しくおつきあいしているが、気さくな人柄の、実にいい先生である。しかしR先生の英語は、スペイン語訛《なま》りがかなりきつく、しばしば聞き取り難い。そのR先生にお会いした時、ハワイでの一件を話してあの時は辛かったと零したところ、深く頷いて「分かる」と言われた。「自分もあの学会に出て、ヒドい目に遭った」

R先生はスペイン人とは思えないほど生真面目であり、ご自分の英語がうまくないことも知っておられるので、丁寧に、あくまで真摯にご自分の研究を発表された。すると発表後一人の若いアメリカ人の医者が近づいてきて、「あなたの研究内容はすばらしいが、もっと英語を勉強した方がよい」と言い放ったという。よくもそんな上から目線でものが言えるなあ。お前になんの取り柄があるのか。研究者としてはR先生の足下にも及ばない。ただ英語ができるだけだろ。母国語だから当たり前じゃないか。それなのに「親切のつもりでアドバイス」できるのが凄い。

ここで多少の負惜しみを蛇足として加えると、語学で最も重要なのは内容である。いくら流暢な英語でも、内容がスカスカだと誰も聞いてくれない。R先生のごとく、研究内容が超一流だと、ひどい訛りに耐えてみんな必死になって聞き取ろうとするのである。蛇足の蛇足を書くと、いくつかの日本の会社では社内公用語を英語にしたということが話題になった。もしそれによって話す内容の質が落ちるようだと、そのデメリットは、「グローバルスタンダード」にあわせるというメリットよりも、ずっと大きくなる。

医者の世界でも、「英語は大事だ」ということで、国内の学会であっても英語で発表することを義務づけるところが増えてきた。もちろんそういう学会には海外からの招聘外国人研究者もいるので、という名目もある。同時通訳等を置くとタイミングがずれるので、リアルタイムでの質疑応答をしてもらおうというのである。

ところが、少なくとも私が見聞きした範囲では、討論が盛り上がることはほとんどなかった。アメリカの学会で「万やむを得ず」蛮勇を奮って英語で討論する日本人は何人もいる。しかし日本の会場で日本人同士で質疑をするのに何が悲しくて英語で話さなければならないのか。そう思ってしまうともうおしまいで、モチベーションが上がらない。お互いにヘタクソな英語を使おうとして意味が通じず、ただ立ち往生するばかりである。日本人同士で通じない英語が外人に分かるはずもなく、そちらからの発言も出ない。たまりかねて司会が日本語に「通訳」して聞かれている内容を伝えるようなありさまで、はっきり言ってドッチラケである。

伝え聞くところによると、ラテンアメリカでの学会でも同じようなことがあるらしい。会議での公用語を英語にしたため、物凄い訛りの、日本人が聞くと、「ああ、これは英語を使っているのか」と気づくまでに30秒くらいかかるブロークン・イングリッシュが飛び交い、お互いに何を言ってるのかさっぱり分からず、だけどラテン系のノリでなんだか言い続けているのだけれども、誰にも「討論」が理解できない。スペイン語にしてしまえばいいのに、と出席した同僚が言っていた。もちろんその場合は、日本からの出席者のわきには英語への通訳をつけてもらわないといけないのではあるが。

## かく言う私も大手英会話学校に通い普通の授業で勉強した

結局何が言いたいかというと、英米人以外はみな、英語で苦労するのである。もう一つついでに書くと、海外の学会でしょっちゅう見かける一流の研究者を除くと、つまりフツーの医者くらいだと、ヨーロッパ大陸の連中でも「英語は不自由なく使える」とは限らないようだ。

がんセンター時代、前述のR先生も含めて、よく海外の医師が数週間の交流プログラムで滞在された。院内で毎週行われる、入院症例の提示と治療方針の討論をするカンファレンスにも出てもらう。患者受持ちのレジデント達に、「今日はR先生が来られているから、プレゼンを英語でやれ」と指示すると、大概真っ青になって、へどもど呟くのみである。「いいよ、単語だけ並べろ。それで分かる」と叱咤しても、それすらなかなかできない。なんだか、レジデントを苛めているみたいで気が引ける。なに？　実際に苛めているだけではないかって？　そうだったかも知れないなあ。

その交流プログラムで呼んだドイツの友人Eから、「お返し」として、3週間ほどドイツに招かれたことがある。同じようにそこの大学病院でカンファレンスがあり、私のホストであるEが、「今日は日本からドクター・サトミが来ているので、英語でやってくれ」とドイツのレジデントたちに言い渡すと、みんな寝耳に水みたいな顔して「English?」とか答えて、苦笑いしながら「I'll try」なんて言訳しながら怪しい英語を使い始めた。なんだ、日本のレジデントと同じだな。北欧なんかではほとんどの人が英語を普通に話すが、ドイツやフランス、スペインではそうでもない、というのが私の印象だ。違っているかも知れないが。

偉そうなことを書いているが、私の「英語力」はどれほどか。もちろん苦手である。仕事のことはテクニカルタームを並べていけばなんとかなるが、日常生活になると途端に困る。たとえば学会でも、親睦会みたいなところで外人と英語で世間話などをするのは苦痛以外の何物でもない。曽野綾子さんが、そういう夕食会のような時に、きちんと隣の人と世間話ができないようでは社会人として失格、という趣旨のことを書かれていたのを読んで、あまりの図星に卒倒しそうになった。

しかしこれでも、「仕事はなんとかなる」までにするためにも、それなりの努力はした。学生時代、ここに書けば読者の方もご存知のはずの大手英会話学校に通い、「一般人」に交じって勉強した。何を偉そうに、お前は何様だ、と思われるかも知れないが、東大の入試の、英語でも「いい成績」をとって入学してしまった時には、一種の達成感のごときものがあった。その辺の連中とはレベルが違うのだと。ところが受験英語なんて実用の使い物にならず、あらためて「普通の人々」と同じスタートラインで努力をしなければいけない。これに気がついた時はかなりの徒労感に襲われた。ただし、私の周りでも、「英語ができる」同僚は、同じように大学入学後、それこそ「普通のサラリーマンと同じような」努力をして身につけている。一方で「医学部生は別格」という錯覚から抜け出せなかった奴らは、かのレジデント連中と同じレベルのようである。

## 医者に必要なのは、最先端情報を読み書きできる英語力

こういうことを書いていると、やはり医者でも「英会話」が重要なのかと思われるかも知れないが、実はそうではない。会話以上に必須なのは、「読み書き」である。医学部の学生時代であれば、まだ日本語で書かれた「教科書」の知識を習得するのが主であるが、医者になると

専門領域の知識は論文から得なければならない。くどいようだが、その論文はすべて英語で書いてある。日本人の研究でも、英語の論文として発表される。なぜなら、そうでないと「業績」にカウントされないのである。かつてがんセンターでの私の上司は、英語の論文を書かない医局員を、「あいつはカスだ」と吐き捨てていた。

だから最新の知識は、一言で片付ければ「英語を読む」ことで身につけなければならない。これができないとこの御時世、一気に「最先端」から取り残されてしまう。きょうび、患者さんの方もネットや何かで医学のニュースをいち早く知っている。なんたって向こうは自分の病気に関することだから、必死である。そういうのに対して、プロはオリジナルのデータをチェックしておいて、「あの論文はこれこれこういうところがあなたと違うから、一概に参考にはならない」とか、「あの発表については、最近、かくかくの反対論文があって、まだ分からない」とか答えないといけない。「え？　そんなのありましたっけ？」は論外としても、「そう、私もネットで見ましたが、あれってどうなんでしょうね」では話にならない。患者さんは医者と、世間話をしようというのではないのだ。

この時必要な「英語能力」は、一にかかってスピードである。とにかく量を、速やかにこなさなければならない。そのためには、複雑な構文の文法を解析するとか、「美しい」表現を味わう、なんてことは不要である。トレーニングとしては、「やさしい英文」を沢山読むことが必要である。それができれば、あとは専門用語が分かればOKである。医学論文はシェークスピアやバイロンが書いているのではない。

今はどうだか知らないが、私は大学のパンキョー科目の英語の講義を受けて、世の中にこんな役に立たないものはないだろうと思った。文学部出身の教授たちが、ゆっくりと難解複雑な英文を解きほぐしていくのである。そういう趣味は自分たちだけでやったらどうか。これは私だけの感想ではなく、私もしくは私より上の世代の医者はすべて、「あれは無駄だ」という結論で一致している。たぶん東大英文科の卒業生が失業しないように、ああいう仕事をあてがっていたのだろうと、私は本気で考えている。

そしてその次、研究をして論文を「書く」方である。これは「英会話」とは、全然違う。何を当たり前のことをとお笑いかも知れないが、私は最初にこれに気づいた時に、大袈裟でなく愕然とした。

お分かりいただくためには私の恥を話さねばならない。医者になって初めて書いた英語の論文を、アメリカのある医学雑誌に投稿した。雑誌に掲載されるかどうかは、審査員（レフリー）が査読した結果で判断される。残念ながらその論文は不採用、却下であった。それは仕方がないのだが、レフリー（たぶんアメリカ人だろう）は、こういうコメントをよこした。内容についてはこれこれこれである。ただ、それはともかく、お前の英語はあまりに口語的で科学論文にそぐわない。表現に気をつけろ。

　つまり、私は、大学に入学して以来、「実用の役に立たない」受験英語から脱しようとしてきた。そして会話あるいは口語の表現を重要視するあまり、なんとなく「読み書きの英語よりしゃべる英語の方が大事」と思い込んでいたようだ。その結果、論文ではしかるべき「書き英語」を使わねばならない、というごく当然のことに思い至らなかったのである。私は今でも、この「口語で書くな」と指摘してくれたレフリーに感謝している。

　語学とは関係ないが、ここでついでに「科学論文の書き方」について一つだけ付け加えておく。よく、「起承転結」と言われるが、科学論文には「転」は不要である。こういう根拠に基づいてこういう試験を行い（起）、こういうデータを得た（承）。それから判断して、こうこうの結論が導き出された（結）。これで必要にしてかつ十分である。下手に「転」をして、とんでもない推定や荒唐無稽な憶測を交えることは、客観性を損なうだけである。これも、言われてみればごく当然だが、間違いやすいところではないか。なぜなら、学校で教わる「小論文」では「起承転結」が必要、とされているからである。あれは結局、「文学（部）的」な構成で、身も蓋もない言い方をすれば「ウケ狙い」である。科学論文ではそんなことをしなくてもよい。面白くもなんともないかも知れないが、そもそも目的がそういうことではない。

## 再度言うが、英語で必要なのは内容である

なんだか大学も含めた学校教育の悪口ばかり並べたようだが、もちろんそれが本旨ではない。ただし、世の中で必要なことは、学校教育でカバーされているとは限らない、というごく当たり前のことは認識しておかねばならない。

語学についてまとめておく。英語ができれば十分である。ただし、いかに君が受験英語が得意であったとしても、英会話学校に通ってペラペラであったとしても、それだけでは不足と思う。

そしてなによりも、途中サラッと流したことだが、最も重要なのは語る「内容」である。ロンドンに行けば猫だって英語で鳴く。それを目指したってしょうがないやね。

# 第五章 研修医フレッシュマンの受難と憂鬱

## 底辺大学では、国家試験合格率のために「落ちそうな学生」は受験させない

一～四章では、主として医学部在学中のことまでを書いた。それでなんだかんだで大学を卒業して、医師国家試験に合格できたとしよう。……と話を進めようと思ったが、ここで端折れないのが国家試験である。これはそれなりに厳しい関門であるから、本論の前に触れておくことにする。

医師国家試験の合格率は、2015年は91・2％で、新卒者に限れば94・5％だそうだ。なんだ、やっぱり大したことないな、9割以上が受かるのだから楽勝じゃん、と考えるのは甘い。まず、この「合格率」の数字に多少のからくりがある。

各大学とも、国家試験合格率を非常に気にする。毎年新聞雑誌に、各大学の合格率が一覧表として出るのだから当然であろう。そしてその一覧表では、誰も上の方の、99％だの98％だの

を出す学校なんて気にしない。一人二人が不合格になるくらいだからその差はほとんどないのが明らかだし、そもそも「合格して当たり前」の試験だと素人は思っていて、どこがその「当たり前」の成績を出すのか、なんてことに興味などない。興味の対象は主に「底辺」である。この医大は金で入ったアホばっかりだ、という評判だったが、やっぱりそうだ、てなことを見て嘲笑い、喜ぶのである。人の不幸は蜜の味という。しかしその「不幸」の当事者になって「あそこはおバカ大学」なんて烙印を押されたら一大事である。

よって、各大学とも、合格率を「上げる」ために秘術を尽くす。試験対策はもちろんであるが、何より手っ取り早いのは、「落っこちそうな」学生を受験させないことである。その方法は簡単で、卒業させなければいい。大学内部の試験で落第させて留年、ということにすれば、国家試験の受験資格はないから、「合格率」の分子に貢献することはできないにしても、分母を増やさず、「下がるのを防ぐ」ことはできる。

私はある医科大学で非常勤職員をしている。そこは従来おおらかで、そういう「操作」をしていなかったが、今年は数字が悪く、来年からそういう内部での調整を始めるとかいう話だった。しかしこれは根本的な解決にはならない、とある教授が声を潜めて言っていた。「その年は大丈夫なんだけどね、そういう学生が中で溜ってくるわけだろ？　いつまでも受験させないわけにもいかないしね、そういうのを一挙に出すといっぺんで合格率は落ちるし……」。まことにご苦労様としか言いようがない。

というわけで、ある推定によると、フツーに6年かけて医学部を卒業し、一発でめでたく医者になるのは、65％程度だそうである。そうなると、「合格して当たり前」とはとても言えない。

## 消えた6人の東大医学部生はどこへ行った？

もう一つ、司法試験に合格できなくても、法学部卒であればなんとか就職口を見つけることはできよう。だが、医師国家試験に落ちた医学部卒は、潰しが利かず、煮ても焼いても食えない。6年（以上）かけた手間もヒマも金もすべてパーである。なにせ「合格して当たり前」の制度なのだから、ちゃんとしたセーフティネットも存在しない。

こういうのはどうするのかというと、親が開業医等であれば、その跡を継ぐという方法はあるらしい。どういうことだ？　医者にはなれないが、医学部を卒業すれば「医学士」ということにはなる。ついでに、どうせやることがないから大学院に入って（それは医師の免状がなくてもよい）、学位を取れば「医学博士」にまでなれる。それを看板に書いて、親が持っている医療法人の「理事長」になり（「院長」は医者でないといけない、という規定があるからなれない）、本物の「医者」を雇って「経営」するのである。

ところで2015年の国家試験合格率一覧表を見て、私は妙なことに気がついた。東大の新卒者は受験者102人で合格者95人、合格率は93・1%、これはまあ「人並み」でいつものことだが、志願者は108人いたらしい。他の大学では、私立では志願者と受験者に差があるのはいくつかあるが（合格率の分母になるのは受験者だから、大学側が土壇場でストップをかけたのだろう）、国公立は当然の如く志願者と受験者の数はほぼ一致している。

東大に限って、その日にインフルエンザか何かで倒れた学生が多かった、ということもなかろうし、さすがに東大が「お前らは合格率を落とすから受験をやめろ」と差し止める指示を出すはずもないから、6人が逃げたか狂ったかしたのだろうか。そういえば私の同級生も、知る限り3人がおかしくなっている。一人は休学し、数年後に自殺した。一人は明らかに「マトモでない」と思われたが、卒業はしている。ただし国家試験は受けていないはずで、その後の消息は不明である。今年「受けなかった」東大の6人は、どうなったのだろうか？

## 手術中に「5時になったから失礼します」と帰る研修医

マクラが長くなった。あらためて、めでたく国家試験にも合格して医師免状を手にした、としよう。それからどうなる、というのが今回の本題である。

まずは、研修医というものになる、ということはご存知であろうが、「それって医者のうちに入るの?」というのは世間では案外知られていないのではないか。

山崎豊子『白い巨塔』は昭和38年が舞台であるが、当時はインターン制度というのがあって、医学部を卒業した者は1年の「実地見習い」を行い、その後でしか国家試験の受験資格がもらえなかった。だからインターンつまり見習いは、医者ではない。当然給料もなくタダ働き、という問題も生じた。

昭和43年にインターン制度は廃止され、医学部を卒業したらすぐに国家試験を受けて医者になれるようになった。つまり見習いは廃止され、いわば前座ではあるがいきなり噺家の仲間入り、みたいになったのである。もちろん、その段階ではなかなか物の役に立たないので、「医師免許取得後も2年以上の臨床研修を行うように努めるものとする」という臨床研修制度が創設された。しかしこの「臨床研修」はあくまで努力規定であり、やろうと思えばいきなり内科はおろか心臓外科だって脳外科だってやることができた。

私が卒業して医者になった昭和の末はこの時代で、卒業生のほとんどが自分の母校の大学病院での研修を希望し、実際にそれが受け入れられた。たまに数が合わない時は医局の「関連病院」に振り分けられた。当時は『白い巨塔』に描かれた医局制度とその頂点に君臨する教授の権威が高かったので、「関連病院」の人事もすべて大学側が握っており、その意味では混乱は少なかった。

ただし研修医の給料はきわめて安く、その中から医局がいろんな名目でピンハネするので、私立の大学病院研修医では給料は手取りで月2万～3万円（20万～30万円の間違いではない）、という話も聞いた。それではやっていけない研修医はどうするかというと、親がかりになれない者はアルバイトで稼ぐのである。私も隣の女子大で学生の健康診断などをやった覚えがあるが、こんなのはまだ罪が軽い方である（とはいえどうもその時は、偶然にも、私の家内がその大学の学生であった時期と重なるらしい。これを知って家内はいたく憤慨している）。なにせ前座であっても医師免状を持っている「プロ」だから、外来だろうが夜間当直だろうがやっても構わないのである。かなり危なっかしい事態が頻発したのは想像に難くない。

これではいけないというので、平成16年に新医師臨床研修制度ができて、2年間の研修が必須となった。その間の待遇は改善され、最低で月30万円程度（以上）の給与がほぼ保障されるが、その代わりアルバイトは禁止、という規定が付け加えられた。

この新研修制度では、研修医は「幅広い診療能力を」身につけるということで、もともと皮膚科志望の者も眼科志望の者も、内科や外科といった「基本的な」科で一定期間研修をしなければならない。また研修医はあくまで「研修期間」なのであるから、必要以上に時間外勤務を強いてはならない、ということになった。

こうなると逆に、研修医の方でやる気がない奴は、限りなく手抜きができる。私の友人の外科医は、この新臨床研修制度が始まった時は大学で准教授をしていたが、5時になって、業務も何も終わっていないのに、「時間だから」と帰りやがる研修医が続出して往生したとぼやいていた。ひどいのになると、手術中に、「5時になったから失礼します」というのもいたそうである。どうせ自分は将来皮膚科とか眼科に行くのだから、「関係ない」外科の勉強を真面目にしても仕方がない、という論理（？）らしい。

ところで、現在はそういうわけで研修医の給与は最低限度が保障されているが、2年間が終わってその上の医局員になると、途端に待遇は昔に戻る。普通の市中病院ではそれなりの給与は出るが、大学病院の医局員どもは非常な薄給で（30～40歳くらいでだいたい年に300万円くらい）、その分アルバイトで稼がなくてはならない、という構図は昔の研修医と同じらしい。どうしてそんなのが成立しているか、というのはまたいずれ書くこととして、今回はとにかく研修医にスポットを当てる。

## 医学部卒業後3年の若手が「指導医《オーベン》」として研修医に教えること

繰り返すが、「見習い」であるインターンと違って、研修医はれっきとした医者である。そしてその知識は、少なくとも医学という「科学」の知識は、ついこの間まで大学で最新のものを教わってきたので、場合によっては指導する側の医者よりも上、ということがありうる。しかしもちろん、経験は皆無に近く、技術は素人同然で、「医学」ではない「医療」の実地に必要な知識も決定的に不足している。そのような事情からさまざまな悲劇（場合によっては喜劇）が生まれるのである。

ここから先は、研修医を受け入れる病院によってやり方が大きく違うから、なかなか書きにくい。大学病院などでは、私自身が研修医であった30年前と同じようなシステムをとっているところもまだあるはずなので、仮に読者が医療関係者であって「今どきそんなのはないよ」と思われても、御勘弁いただきたい。

大学病院の多くでは、なりたての研修医に対し、マンツーマンで指導医がつく。この指導医を「オーベン」と称する。私の頃は、呼吸器科とか循環器科とか分かれていない「総合医局制度」、つまり一つの「科」（たとえば『白い巨塔』に出て来る「浪速大学第一内科」）の中に、呼吸器の患者も循環器の患者も消化器の患者もいて、それぞれの専門の医者もいたから、この指導方法がとりやすかった。

具体的には、研修を終了した、つまり卒後3年目の若手が「指導医《オーベン》」として、フレッシュマンを手取り足取り教えながら、さまざまな分野の患者を「受け持つ」のである。むろんその「指導医《オーベン》」もまだ未熟であるので、診療についてはさらにその上にいる各専門分野の医局員《スタッフ》があれこれ指示をしなければならない。早い話、「指導医《オーベン》」は医学知識を教えるわけではないのである。

ではその「指導医《オーベン》」は研修医に何を教えるかというと、採血の仕方、点滴のやり方、患者との話し方、といった医者として必要な基本的技術と、オーダーの出し方(昔は伝票、今はパソコン)、処方の仕方、カルテの書き方といった、雑用も含めた日常業務である。

すぐお分かりのように、これは教える方・教えられる方双方にとって、かなりのストレスになる。あるいはなりうる。この相性が悪いと、どうしようもない。前述した、「私の同級生でおかしくなった3人」のうちの最後の一人は、きわめて優秀な男だったが、研修での指導医《オーベン》と衝突し、研修医室に引き籠りになってしまったそうだ。なんでも、部屋でただボーッとしているそいつに、心配した研修医仲間が「何をしている?」と訊ねると、「音楽を聴いている」と答えたということである。むろん、音楽など流れていないし、本人はヘッドホンをつけているわけでもない。彼がその後どうなったかは定かではない。

教える方も大変である。なにせ相手は事実上ド素人であり、何をやらかすか分かったものではないから、カルテの記載からオーダーの内容から、一々チェックしないといけない。全部自分でやるよりもはるかに時間がかかる。点滴に失敗した、となると、患者に謝って、自分がやり直すことになる。患者からの、「最初からあんたがやってくれれば」という視線が痛い。

こういう、いわゆる「針刺し」(採血や点滴等)修業については、私にも覚えがある。東大病院で研修医1年目の生活を始めた時、自分の受持ちである女性患者に点滴を刺している私に、隣のベッドのオバサンが、「先生方はいつ、そういう、点滴の練習をされるのですかあ？」と声をかけた。聞かれてぐっと詰まる。まさかに「今がそうです」なんて言えやしないしね。昔はある程度は患者さんも諦めてくれたものだが、世の中がギスギスし出して、「研修医に私の点滴をやらせないでくれ」とかクレームをつける手合いが増えたそうだ。何度も失敗されて、の後なら致し方ないにしても、最初から「そういう練習台にされないのも患者の権利」とやらを振りかざされる、と聞くとうんざりする。私が今、研修医や「指導医《オーベン》」でなくてよかった。

## 「俺を指導医《オーベン》に指名してくれ」

指導医《オーベン》の側のストレスは、研修医のヘマの尻拭いだけではない。技術未熟なのは自分たちもそうだったのだからお互い様である。もっと困るのは、つい最近まで学校で教わった「最新の知識」を振りかざし、「現場の治療方針」に反抗する輩である。

なにせ医学の教科書は、「この病気の治療はこういうふうにする」と教えてくれるのだが、「こうなったらもうダメだから諦めろ」なんて、滅多に書いていない。人間いつかは死ぬのだから最後はみんなそうなるのは当然であるのに、そこまで記載がないのは不親切ではないか。

ところが「最新の」知識を身につけたつもりの研修医は、すべての病態には治療法があると信じて疑わない。患者や家族が「諦められない」のはまだ理解できるが、こちら側に「必ず治療法があるはず」と思い込んでいる奴がいるのはどうにも始末に困る。レベルとしてはスーパーマンが助けてくれると信じているガキと同じである。しかし、確かにこちらは「匙を投げる」ことをしようとしているのだし、教科書や論文のような「客観的な」資料にその判断基準があるわけではないので、多少の引け目もある。「ダメなものはダメなんだよ」ということで片付けるしかない。こういうことから衝突しておかしくなる研修医（もしくは指導医《オーベン》）が出て来るのである。

私はもともと利口な性質《たち》なので、自分が3年目の新入医局員として研修医の指導にあたろうという時に、そういう下らない消耗を防ぐための一計を案じた。私が研修医時代、実習で回ってきた学生の中にNという賢くて（これは医学的知識がある、という以上に、常識を備えている、ということでもある）性格の良い奴がいた。Nが研修医になって自分の内科に回ってくることを知った私は、こいつなら苦労もないだろうと考え、Nに電話して「俺を指導医《オーベン》に指名してくれ」と頼んでおいた。本来、指導医《オーベン》―研修医のペアは医局長が作るのであるが、別にルールがあるわけでもない。医局長としても、相性が悪くておかしくなる奴が出るのはなにより避けたいので、自分たちで「やります」と言ってくれれば手間も省けるしリスクも少ない。

おかげで私は「指導医《オーベン》」としての苦労は最小限で済んだ。とはいえ、何もしなかったわけではない。Nが研修を始めて間もない頃、私は、点滴の練習台として自分の腕を差し出した。「どうせだから太い針でやってみろ」と、病棟在庫にあった中で一番太いのを入れさせた。驚いたことに、その針を刺した跡は、まだ私の左手首に残っている。ちなみにNはこのことをいまだに恩義に感じてくれているから、いかに「良い奴」かがお分かりだろう。

ついでに書くと、Nは若くして、この研修医時代に結婚した。私も披露宴に招かれたが、あれほど豪華なものはそれ以降、いまだに経験がない。彼が育ちの良い「お坊ちゃん」だというのは知っていたが、「もと厚生大臣」の仲人が挨拶で、「そもそもN家というのは、応仁の乱のみぎり、藤原本家から学問の家として分かれたもので……」と言ったのにはぶっとんでしまった。医局員が集まったテーブルで、私は同僚と顔を見合わせた。

「聞いたか？　応仁の乱、だとよ」

「応仁の乱の時なんて、俺たちの先祖は、いたかなあ？」

「いるはずないだろ。近頃、どこかから湧いてきたんだ」

「ボウフラかよ！」

Nは数年前に、東大の教授に就任している。Nがそれで幸せかどうかは別として、東大のためには文句なく良い人事だと思う。

## 身の毛もよだつ「研修医に丸投げ」という事態

さてこうしたマンツーマン指導体制は、我々の時は3カ月という規定であった。このシステムをとっていないところでも、1カ月は事実上「つきっきり」であることに違いはないだろう。そうこうしているうちに数カ月が経過すると、なんとなく一人前のような気がしてくるから不思議である。船頭修業をして「このくらいならまあ大丈夫だろう」と根拠なく考える、落語「船徳」の若旦那のごとき了見になってくる。

そうなると、なんだかんだと世話を焼いていた「指導医《オーベン》」も、「もういいかな」と思うようになって、「じゃ、あとはよろしく」と去って行く。病棟の診療体制は、直接の受持ちが独り立ちした（つもりの）研修医がいて、それを各専門分野の医局員《スタッフ》が「指導」ということになる。念のため繰り返すが、今まではその専門の医局員《スタッフ》が、医者になって3年目の「指導医《オーベン》」に指示を出し、その「指導医《オーベン》」が研修医とともに患者を診療していたのだが、途中が抜けて医局員《スタッフ》が研修医に直接指示するようになるのである。

悪いことに、おのおのの患者について、指示を出す医局員《スタッフ》はバラバラであることが多い。すなわち、医局員《スタッフ》Aが自分の患者aについて研修医Xに指示を出す、医局員《スタッフ》Bが自分の患者bについてXに指示を与える、以下同文、ということになる。X君は5人の患者について、別々の医者に聞いて回らないといけないことになる。今までは指導医《オーベン》Yがとりまとめて、その5人全部の面倒を一緒に見てくれたのだが、もうそういう時期は終わったのである。

ところが医局員《スタッフ》Aは、もともと病棟に入院している「自分の患者」aについて、さほど熱心でないことが多い。自分は外来もやらなければいけないし研究もある、なにより（とくに大学病院などの場合）生活費を稼ぐためにアルバイトに行かなければならない。どうせ患者は病棟にいて、そこではナースもいるし医者も（研修医であっても）ついているのだから、そんなにまずいことにはならないだろう、と考える。

そして、この間まで、実質的に患者aの面倒を見ていたのは3年目の医者Yで、仮に患者aの疾患と専門が違うにしても、そこそこ臨床の経験があるのだから、極端な場合任せっきりにしても大過なくいけていた。よほど困った時とか、退院しようかという時期などに、Y先生が連絡してくれるのに対応していればよかったのである。

それと同じように、1年目のぺーぺー研修医X君を扱ってはいけないと、言われてみればその通りなのだがなかなか一旦ついた習性は、というか有り体に言えば怠け癖は、抜け切らない。またX君の側も、「独り立ち」してなんとなく偉くなったような感じになり、船徳の若旦那が「もう自分一人でやっていける」と考えるのと同様の錯覚に陥る。

かくして多くの大病院で、病棟の入院患者の診療が、「研修医に丸投げ」という恐ろしい事態になるのである。これは、新研修制度になってから多少なりとも改善したらしいのではあるが、それ以前は聞くだに身の毛がよだつようなことが当たり前のように起こった。

私の同級生が東大病院での研修医時代、心臓に難病のある、若い患者を受け持った。もちろんその内科には循環器の専門医が何人もいたのだが、みんな外来や検査や研究やバイトで忙しくて、ほとんど病棟に顔を出さなかった。週1回の教授回診の前だけチラッと来るのみだったそうだ。そしてかの難病の患者さんは、もう打つ手がなく、そういう患者に対しては「専門家」はなんの興味も示さなかった。

その患者が急変した。末期と分かってはいたが若い人だったので、みんな懸命の蘇生努力をした。ちなみに「みんな」と書いたが、その時、病棟にいたのは1年目の研修医だけで、医局員《スタッフ》は皆無だった。急を聞いて駆けつけてくれるような上級医などいるはずもなかった。おまけに処置のためにナースに指示をしようとしたが、ちょうど日勤と夜勤の交代の時間で、看護婦は「今、申し送り中です」とバタバタする研修医どもに一瞥もくれず、誰も腰を上げなかった。

受持ち医ほか1年目の研修医（だけ）が総出で治療したが、患者さんは亡くなった。ご家族は、受持ちの研修医が真摯に診療してくれていたことに感謝し、病理解剖の申し出を快く了解してくれた。ところが病理解剖の場に、見たことも聞いたこともない循環器専門の医局員《スタッフ》がわらわらと集まって、「こっちに肺動脈をくれ」「僕には左心房をくれ」「私には右心室を」と、患者の病巣にハイエナのごとくにたかり、標本を掠めとって行ったという。受持ち医はあまりのことにしばらく寝込んでしまった。

私はよそからこの話を聞いたが、さすがにこれはでき過ぎだろうと思って、その後、受持ち医だった同級生に「こういう話を聞いたけど」と訊ねたところ、「全くその通りで、間違ったところは一つもない」と答えられて驚いた覚えがある。ただし読者が信じるかどうかは勝手である。

## 「お前はそこで見てろ」になりかねない新研修制度

最近は、大学病院でさえも、そういう総合医局制度でなくて、「呼吸器科」「循環器科」などの臓器別専門に分かれ、かつ新臨床研修制度になって、「研修医はあくまで修業中である」という建前がはっきり打ち出されているので、さすがにここまでひどいことはなかろう。ただし、「医局員がともすれば入院患者を研修医任せにする」という悪弊は、完全に一掃されていると は言い難い。

多少分かり辛いと思うが、問題は、上の医者が下の者の面倒をきちんと見ているかどうか、というのと少し違うのである。上の医者が、入院患者をちゃんと診ていれば、研修医がいようといまいと、その診療はスムーズにいく。だから研修医も安心してその尻にくっついていられる。何か分からないことがあっても、「上の先生」はその患者のことを把握しているから、すぐに適切な答が返ってくる。

ところが、上の医者が患者をまともに診ていないと、研修医は不安で仕方がないから、何かあるたびに「上の先生」にスッポンのごとく喰らいついて、「指導」を仰ごうとする。心配のあまり、「一々そんなことまで聞くなよ」という、ごく常識的なことも聞いてしまうので、上の医者は鬱陶しくて仕方がなく、さらに病棟から足が遠のく。その上、まともに「その患者」を診ていないから、研修医の質問に対しても、一般的なことしか答えられず、往々にして「その患者」の診療にとってはピント外れのことになる。研修医はさらに不安から恐怖に駆られる。

そういうところでは研修の実も上がらず、何より診療の質が落ちるのであるが、こういうのは外からは分かり辛い。「うちでは研修医の自主性に任せて、自分で考える力をつける」、なんてむしろ自慢げに言う病院もある。

では新研修制度に則って、臓器別に区分けされた内科なら内科の各部門をきちんとローテートする「最近の」研修だと問題はないか、というとそうもいかない。

なにせ最近の医療は細分化されているから、呼吸器循環器消化器神経内分泌血液腎臓アレルギー感染症と、それぞれに「科」が独立している。また内科医でも、研修医としての2年間に外科や産婦人科や小児科も回らないといけないから、たとえば内科のおのおのの専門科での研修期間は、1カ月半くらいだそうだ。そんなの顔を覚えた頃には交代、である。

指導する上級医としては、苦労して仕込んだ頃には終わり、でまた次が来る、という賽の河原みたいなのにそうそうつきあっていられない。前に述べたように、そもそも仕事は「自分でやってしまった方が早い」のである。そうすると、「研修医任せにしない」のはいいが、全く手を出させず、「お前はそこで見てろ」というだけになりかねない。研修医としては、丸投げされて苦しみながらも、また患者を危うい目に遭わせながらも、自分でやっていく方が「身につく」のである。

まあこういうことは、どこの世界でも新人教育は難しい、ということになるのだと、そうまとめてしまわれるとそれまでだけれどもね。

# 第六章 医局とはなんぞや

## 平成版ドラマ「白い巨塔」を見た医者からの正反対の感想

本書の担当編集者であるSさんはだいぶ前から私に、「医局」とはなんぞや、という質問をしていた。これはこれまでも度々出て来た言葉ではあるが、もともとはっきりした定義はないはずである。加えて最近になると、従来の「医局」が中途半端に壊れかかっているという事情もあり、非常に説明しにくい。しかしここらで取り上げないことには話が進まないだろうからこれを本章のテーマにする。解説記事みたいになってあまり面白くないかも知れないことを予めお断りしておく。

いきなり話が横道にそれるが、フジテレビが平成版「白い巨塔」（唐沢寿明主演）のドラマを放送したのが2003年10月から2004年3月であるから、もう10年以上も前になる。私は原作を出している新潮社から依頼されて、この制作にかなりどっぷり協力した。けれどもドラマのクレジットに私の名前は出ていない。これにはそれなりの理由があり、経緯は拙著『見送ル』（新潮社）に書いた。この本は、基本的にはフィクションであるが、このドラマの件りはほぼ事実に即している。一言で済ませると、当時勤務していた国立がんセンターの院長と庶務課長から、「あくまでも個人として、の立場にとどめるように」ときつく念を押されたのである。靖国神社への参拝は「公式」でなく「私的」なものでなければならぬ、みたいなものだ。ちょっと違うかな。

それはともかく、山崎豊子先生の原作は正続編あわせて昭和38年から43年まで週刊誌に連載され、話の舞台は昭和38年つまり1963年である。何度も映像化されているが、有名な1978年の田宮二郎版（フジテレビ）では、ほぼ原作に忠実にストーリーが展開している。ところが2003年ともなると、さすがに医療の内容や環境が大きく変化したので、これを平成の時代に合わせるように、というのが原作サイドからの注文の一つということだった。私はその手助けを依頼されたのである。

ほんの一例を示すと、原作では癌の病名告知は、当然のことながら全くなされていない。良心の塊のような医師、里見脩二助教授（田宮版では山本學）も、その意味ではすべて患者を「騙して」医療を行っている。平成版ではもちろん、里見助教授（江口洋介）は患者に真実を告げている。

その一方で、ストーリーのもう一つの柱である「医局」の人事抗争、とりわけ教授選の醜い争いは、平成版も原作と全く同じように描かれている。山崎先生も、「残念ながらそういう状況は今も昔も変わらないようだから」と指摘されたとのことである。一つには、医者の世界に限らず、組織内のドロドロした暗闘は、古今東西、どういうところでも似たり寄ったり、ということもあるのだろう。

さて平成版でも、「医局」の内部は教授をピラミッドの頂点としたヒエラルキーが確固として存在しており、その権力は絶大、医局員は奴隷も同然、上の言うことはご無理ごもっとも、として描かれていた。回診の際、エレベーターに乗ることができるのは教授だけで、他のメンバーはすべて階段を駆け上がる、というようなシーンもあった。

フジテレビのプロデューサーM君によると、視聴者からコメントがいくつも寄せられたが、そのうち「私は医者だが」と前置きされた便りに、奇妙な傾向があった。「今どきあんな封建制度みたいなものはない。いつの時代の話なんだ」という苦情と、「今でもまったくあの通りで、医者の世界は進歩がなく、嘆かわしい限りだ」という賛同意見の、正反対のものが来たらしい。「医者って、自分たちの組織の外では、お互いにどうなっているのか、全然知らないのですね。40年前の風習が残っているというようなことよりも、そっちの方がよほどびっくりしました」とM君は驚いていた。ちなみに2003年当時、「エレベーターに乗れるのは講師以上の、ある程度役付の医者に限る」という内規は、ある地方の大学病院で実際にあったようである。

何が言いたいかというと、私はもう大学の「医局」とは無縁であるので、必ずしも最新の状況を把握していない可能性も高いのではあるが、そういうわけで、嘘っぽくても「今はそうではない」なんて指摘はしないように、という読者へのお願いである。みなさんの中に医師の方がおられたとしても、これから私が戯画的に書くことは、まんざらガセではなくて今でもどこかでそういうことがあるのかも知れないのだよ、と思ってちょうだいな。

## 医局のもともとの意味は医者たちの職員室

まずは原義である。もともとの意味からすると、「医局」という言葉は、「医者がいるところ」を指し、それに対して「薬剤師さんがいるところ」が「薬局」なのである。

そもそも病院の中で、勤務時間内に医者はどこにいるのか、ということは案外知られていないようで、私もよく患者さんに「外来日以外は先生は病院にいないのでしょう？」と聞かれる。これはまことに心外な認識であって、あたかも「一年を二十日で暮らすよい男」みたいな言われ方である。なに？　なんのことかって？　昔は相撲取りのことをそう言ったのだよ。分からない人は自分で調べてね。

とくに入院歴がある患者からそう言われるとショックが大きい。そんなはずないじゃない、だってあなたが入院していた時、私は毎日ベッドサイドに回診に来ていたし、どころか、土曜だって日曜だって様子を見に、もしくは処置をしに来ていたじゃない、と抗議するのだが、向こうは「あ、そう言われればそうか」でおしまいである。悪気はないのだろうが、お前はいつもヒマしてるのだろうと指摘されたような感じで、相当ガックリくる。

とはいえ確かに、外来がある曜日もない曜日も、私は病棟で自分の患者を診ているのではあるが、ずっとべったり張り付いているわけではない。特別な処置をする時以外は、大抵朝夕の回診とそれに伴う指示とか処方とかのために病棟を回るだけである。それ以外の時間はどこで何をしているのか？

外科の先生が手術室で手術してますとか、また消化器内科の先生が内視鏡室で胃カメラの検査をやってます、というのは分かりやすい。だけどももちろん彼らだって年がら年中それをやっているわけでもない。そういう「duty」（やらなければいけない必須の仕事）がない時間帯に医者がいるところ、それが「医局」なのである。

どなたも、子供の頃、学校の職員室に入ったことがあるだろう。授業をしている先生は、その時間には職員室にいなくて、教室にいる。職員室にいるのはさしあたって「duty」のない先生である。イメージとしてはああいう感じに近い。

そこで私らが何をしているかというと、まあ学校の先生が「本業」の授業以外の、もろもろの雑用を片付けているのと同じように、なんだかんだすることがあるのである。論文を書いたり、読んだり、研究や学会発表の準備をしたり、メールのやりとりをしたり、書類の整理をしたり、というところだろうか。大きな声では言えないが、もちろんそういう用事は、立て込んでいる時とそうでない時がある。比較的ヒマな時は、ネットでニュースを見たり、ボーッとしていたり、というようなことが、ないこともないわけではないように思われないことを否定する材料も乏しいと指摘されても仕方がない感じを受けても的外れでないかも知れない、と言えなくもない（どっちなんだよ！）。

それはともかく、私は今、部長職をしているので、狭いながらも個室（部長室）が与えられている。そうでない若手の医者は、学校の職員室と同じような大部屋で、各自の机と椅子、本棚が置かれているスペースにいる。全体としてそこが「医局」ということになる。

だから私が勤務している一般病院（すなわち、大学病院ではないところ）にも、もちろん「医局」がある。そして言葉の意味としても、もともとの「医者のいる場所」から、そういう医者の集合する組織、を「医局」と称することが多い。普通の総合病院では内科医や外科医の数が一番多いので、「内科医局」「外科医局」といった、なんとなくまとまった組織ができている。その中で、当直の順番を決めたり、みんなで集まってカンファレンスをやったり、歓送迎会や忘年会を企画したり、というわけで、感覚的には一般の会社内の部署とそんなに違わない(と思う)。それでもって、内科なら内科の医者が、自動的に「内科医局員」ということになるのである。

そこには「医局長」もいるのだが、別に権力があるわけでもなんでもなく、雑用の事務係というか世話係をやるのであって、だいたい1、2年の持ち回りである。

## 一般病院とは大きく異なる大学病院の医局

一般病院のこういう緩い「仲間内の集合体」ではなく、組織が一つの独立国、それも絶対君主制国家みたいになっていたのが、『白い巨塔』に描かれた、大学病院の医局であり、大学の講座と一体となっていた(医局講座制)。

ここでまた解説を加えると、「講座」とは大学「医学部」でのことであるのに対し、「医局」は医学部附属「病院」の中にある。「教授」というのは、文字通り「教える人」なのだから、病院の医者かどうかとは直接の関係はない。だから医学部でも、たとえば私が学生の時の解剖学の養老孟司「教授」は、べつに患者を診ていたわけでもなく、どころか病院の組織に属してもおられなかったが、教授であったことにかわりはない。

そして、解剖学なら解剖学、内科学なら内科学の偉い先生は、何人でも教授になってよさそうなものであるが、医学部の臨床部門では、ここからが違う。一つの講座に主任教授は一人と決まっていて、その下に助教授（今は准教授）、講師、助手（今は助教）と役職がついている者がいる。その医学部の組織単位がそっくり附属病院の医局とイコールになっていて、そこでは教授以下のメンバーはそのままいて、さらに助手の下に、医学部では役付にならない「ヒラの」医局員がいっぱいいる、という構図になっていた。この、医学部では「講座」、附属病院では「医局」で裏表になっている組織が「医局講座制」を形成しているのである（今は、『白い巨塔』に描かれるような弊害の元凶になるという理由でこの制度を廃して、医学部の教授が必ずしも医局の責任者になっていない、つまり「医局講座制」をとっていない大学も多い）。

その組織（たとえば『白い巨塔』の主人公・財前五郎の場合ならば浪速大学第一外科）に所属するすべてのメンバーのトップに教授が君臨し、医局員の文字通り生殺与奪の権を握る存在となっていた。それどころか、大学の「関連病院」の医者までもその「医局」に組み込まれ、教授はそういう大学の外部にある病院の人事権までもっていた。

外にまで人事権が及ぶとはどういうことか。医者は医学部からしか生まれてこないので、大学病院の外にある病院は、自前で医者を調達することができない。仮に、どこかの病院が地元のもしくは関連する（「学閥」と言ってもよい）大学と別個のルートで優秀な医者をスカウトしたとしても、そいつはまた他の病院に引き抜かれるかも知れず、また辞職して自分で開業してしまうこともある。そういう時にすぐ補充ができないと病院の診療が立ち行かないが、さしあたり医者を「派遣」してくれるのは、医局員がもともとワサワサいて、かつ毎年卒業生を新米医者として世に送り出す大学附属病院しかない。それに、大学病院以外のところは、定員以上に医者を雇っておくわけにはいかないが、大学病院なら、余った奴は研究させておくとか留学させるとか、いろいろな形でプールしておくことができるのである。

## 地方病院では根強く残る大学病院の医局への依存体質

かくして、ある程度以上の規模の病院は、大学の医局から離れて存在することはなかなか難しい。大学医局側も、そうそう、中で研究している連中ばかり飼っておいても仕方がないし、そういう奴らに給料を与えて「食わせる」ために就職口は確保しておいた方が望ましい。つまり平たく言えば「植民地」として「関連病院」をもっておきたい。そこはもう「植民地」だから、全部あわせて「大英帝国」、そこがインドだろうがオーストラリアだろうがトップは英国王、みたいな組織になっているのである。

そこでの「医局長」というのは、上述の事務係みたいなのとは違って、事実上の人事権を握っているから、どこかの大物官房長官もしくは幹事長みたいな存在になる。もちろん教授がトップだが、教授は何かと忙しいので、細かいことは医局長がやってしまうのである。あいつは気に入らないから山奥の病院に飛ばしてしまえ、てなこともできるのではあるが、教授の意を汲み内外に波風を立てず、関連病院との関係を損ねず、という配慮もしなければならないので、実際には「権力」よりも気苦労の方が大きい仕事のようである。これ以上は『白い巨塔』を読んでいただいた方が分かりやすいのでここではこのくらいにしておく。

このような医局の「封建制度」は実のところかなり崩れつつあるが、地方ではまだ根強く残っているところもある。東京大阪から好きこのんで地方へ赴任しようという医者は少数派で、地方の病院としてはどうしても地元の大学から医者を（つまり大学病院の医局員を）派遣してもらわないと立ち行かないことが多い。そして公立私立取り混ぜていくつも医科大学がある大都会と違い、地方では医者の「供給元」が限られる。よく、地方の公立病院が、大学医局の都合により医者を一斉に引き揚げられて（大学に戻されて）、縮小や閉鎖に追い込まれた、というニュースが流れるのも、もともとそういう、大学病院の医局に依存する体制になっているからである。

さてその「医局」であるが、従来は「第一外科」とか「第三内科」とかいうような、専門とは関係なく、大学内部の「集団」として存在した。もっと前は教授の名前をとって、たとえば東大第三内科はかの有名な「冲中内科」と呼ばれていたが、あまりに非民主的ということでそういう呼称は廃止されている。

現在は、各専門別に「呼吸器内科」とか「消化器外科」とかいう講座になり、医局もたとえば「東大病院呼吸器内科医局」というように改変されていることが多い。ただしまだ例外もある。ちょっと前に腹腔鏡での肝切除で多数の死亡例を出したG大学では「第一外科」と「第二外科」が存在し、それぞれに肝臓外科の専門があり、「第二外科」の医局の中ではあのドクターがほとんど唯一の肝切除の「専門家」だったらしい。第一外科の肝臓の専門医は、第二外科のことに口を出せない、というより、そもそも「別の独立国家の中」のことなのだから、何がどうなってるのか、何やってるのか、全く分からない。そういう事情がチェック体制の不備の一因であったことは否定できない。

## 2年足らずで医局を辞めた不義理な私の特殊事情

本稿は一般的な解説を書くよりも、独断と偏見を文字にするのが本旨であるから（違ったっけ?）、ここらで私自身が入った大学の「医局」についてもちょっとだけ触れておかねばならないだろう。なぜ「ちょっとだけ」かというと、実際、ちょっとだけしか医局に所属していなかったからである。

研修医生活が終わって、私が東大の第四内科（当時）という医局に所属したのが１９８８年4月（この時、前回書いた、研修医Nの「指導医《オーベン》」をやっている）、そして横浜の病院に自分で就職先を見つけて医局を飛び出たのが1990年1月であるから、本当にわずかな期間である。ちなみに1989年4月からは、私は東京のJ医大の呼吸器内科に「出向」していたが、そこでの予定を切り上げて横浜に異動している。

そういう、25年以上前の、2年足らずの経験ではあるのだが、先に書いたように、案外現在でも「そういう医局」はどこかにあるかも知れないので、「ちょっとだけ」おつきあいいただくこととする。

大学病院の医局とは、絶対権力をもった教授の下にできた組織であり、良くも悪くも「ファミリー」である。日本のヤクザさんたちも自分らの団体を「家族」と称しているが、実際によく似ているらしい。「らしい」というのは、私はヤクザさんの組織に入ったことがないから本当のところは分からないからである。

各医局の「雰囲気」は、それぞれに大きく異なるようである。それは、フジテレビのM君が驚いた通り、「ある医局に属している者には、他の医局のことは全く分からない」くらいである。そのこと自体、教授の権力の大きさの裏返しとも言えよう。つまり、いかようにも自分の思う通りになってしまうのである。

私は、自分の所属した医局の主任教授であった故・尾形悦郎先生についてはさまざまなところで書いてきたので、ここでは詳述しない。臨床医としても研究者としても教育者としても最高の方で、先生の謦咳《けいがい》に接することができたのは私の人生最大の幸福の一つであった。さらに幸せなことに、落語という共通の趣味もあって、先生は私のような未熟でわがままな者を可愛がって下さった。

ところが一旦外部（がんセンターも含む）の研修に出て、それから戻って第四内科の「医局員」になった私は、大学病院ではあまりやることがなかった。私は基礎的な研究が嫌いで、臨床医で「食っていく」つもりだったが、「第四内科」には私の専門の呼吸器の患者が集まっているわけではない。だったら、というわけで、肺癌をはじめとする呼吸器病の患者がいっぱいいて、医者の方が少なくて困っていると聞いた横浜の病院のW部長と直接話をつけ、さっさと医局を離れてしまった。

つまり私は、自分の就職先を自分で勝手に、しかも医局の指示でJ医大に「出向」している最中に決めたのである。そして、このことについて、尾形先生には事後承諾をとったのみである。先生があっさり許して下さったので、そんなものかと思っていたが、これは当時としては信じ難いほど非常識なことだったらしい。誤解があるといけないので附記するが、「非常識」なのは私よりも尾形先生の方である。「そんな勝手を許す教授が、この世にいるのか」と、どこでも目を丸くされた。

そこまで医局に不義理をした私は、当然第四内科から破門もしくは除籍の処分を受けたかというとそんなことはなく、「第四内科同窓会名簿」にはずっと「出向」として載っていた。そのうち戻って来るなんて誰も考えておらず、本人にも全くそんなつもりがないにもかかわらず、である。これは尾形先生のご配慮、ではたぶんなく、先生のお人柄に感化された医局の「雰囲気」がそういうものだったから、としか言いようがない。さすがの私もここで、「別にそんなこととしてもらわなくてもよかった」と憎まれ口を叩くような不遜な真似はしない。その寛大さには感謝せねば罰が当たる。

2001年には私は学位（医学博士号）申請のため、がんセンターで作った研究論文を手に、尾形先生の後任の教授（私の在局当時は助教授）に頼みに行っている。私が図々しいのは措くとして、わが（というのは烏滸《おこ》がましいが）第四内科はそういうのまで許すところであった。一般に東大は医局の「締付け」は緩い方らしいが、それでも他の内科のいくつかでは、学位を取るには医局内部での研究でないと許可しない、という内規があったそうである。それに比べれば軍隊と同人会サークルくらいの違いがある。

ただし繰り返すが、これは尾形先生のお人柄と、全員が先生を個人的に尊敬していた組織の特殊事情が形成した、一種の「不思議の国」みたいなものだったからである。世の中の「医局」の圧倒的多数はそうではなかった。

## 「なんで鉄門（東大）とは関係ない横浜になんか行くんだ？」

私が一時期「出向」していたJ医大でも、教授以下全員が出席して患者の診療方針を討議するカンファレンスが定期的に行われていた。東大出身の年配の教授は常に、「何でも意見があったら言ってくれ」とみんなに声をかけていたが、カンファレンスでの発言は非常に少なかった。たまにあっても、助教授とか講師とかの「役付」の医者がコメントするくらいで、教授が何か発言したら、それに反対する見解が出されることは皆無であった。

だから私が、自分の受持ち患者の方針について教授の見解に反対する発言をした時は、みなかなり驚いたらしい。教授も実のところそういう「討論」に馴れておられなかったようである。もちろん若かった私も冷静な討議の場数を踏んでいなかった。そんなこんなで議論は次第にヒートアップし、最後は怒鳴り合いに近い大声のやりとりになった。言いたいことを言った後で、もちろん、私は、教授の方針に従った。それが「医局」全体での結論とイコールであることは自明であった。まあ最初からそうであるのも分かっていたことだが。

その後で、東大第四内科の医局から呼ばれた時は少なからず驚いた。J医大の助教授と講師が、「ああいうことがあっては困る」と東大の医局にクレームをつけてきたらしい。何が悪かったのか。私はJ医大医局の「総意」によるカンファレンスの結論に従わなかったわけではない。しかしその「反対意見を述べたこと」自体が「困る」ことであるらしい。

よく分からない。どうして「反対してはいけない」のか？「学生や研修医もいる前で、教授の意見に逆らうようなことを言ってもらってはダメだ、というんだな」と第四内科の先輩医局員に言われ、私は目が点になった。これが患者の前で、というのならまだ分かるが、患者には聞こえっこない会議室の中で、多少声高であったかも知れないが、「議論そのものがまずい」って、なんなのだ。北朝鮮かよ。

尾形先生に呼ばれて、教授室に入った。「お前、もうちょっと、うまくやれよ」「だけど、先生、私は先生のおっしゃることに反対したことだって、何度もありましたよね？　そんなことを言ってはいけないなんて、先生は一度もおっしゃらなかったじゃないですか」「うちではいいんだよ。よそはよそだ。その違いを知るのも勉強だな」。そういうものか。

ところで、この話が尾形教授まで上がったことを知って、かの「告げ口」助教授と講師は慌てたらしい。というのも、これはJ医大の教授の意向を汲んでの行動ではなかったからである。数日後、J医大の助教授は私を呼び出し、なんだかんだと懐柔するような感じのことを言っていた。その時、「なんでまた東大は教授まで話を通してしまったんだ」とかぼやいていた。

J医大の教授自身は、その後、私をJ医大に引き留めようとしたくらいだから、かの一件のことはそんなに気にしていなかったようである。自分から「何でも意見があったら言ってくれ」とみなに発言を促すのも、本心からのことであったらしい。どうも周りが教授に遠慮してぎゃあぎゃあ騒ぎ立てたということのようで、私はただ、みっともないなあ、と感じただけだった。ただし教授が「私を引き留めようとした」と言っても、特別気に入られたとかなんとかいうことではない。ただ自分と同じ東大卒ということにシンパシーを感じた、というだけのようである。

私が「横浜に行くことに決まっていますので」と答えると、「どうしてだ？　そこに鉄門（東大医学部卒業生のこと）はいるのか？」と聞いてきた。「いません。部長のWという人は慶応です」と答えると、色をなして私を叱りつけた。「なんでそんなとこに行くんだ？　そのくらいだったら、S病院に行け。あそこにE君という、鉄門がいる」。その病院のことも、E先生のことも、知ってはいたが、E先生とは話をしたこともない。世の中は「東大」と「それ以外」に分けられていて、東大の人間は「それ以外」に行ってはならない、というような感覚は私には理解できなかった。

## 勝手に動く私のような医者の増加と見えてきた大学医局の綻び

なんとなく、ではあるが、「医局講座制」と、その背景にある学閥の雰囲気、は感じていただけただろうか？　ただしもちろん、ここに登場したJ医大の先生方だって、別に「おかしい」とか「悪者」とかいうわけではない。単にそういう感覚だった、ということである。そして私はその感覚を共有できなくて浮いてしまったのである。その理由は、私自身のキャラクターのためもあるだろうが、あまりにスケールの大きな包容力の持ち主である尾形先生のせいと言えなくもない。世間一般ではこれを「甘やかす」ととってしまう。それに対する反発も出る。実際、第四内科の中でも、私は秘かに顰蹙を買いまくっていたらしい。

上述のように、尾形教授以下、医局全体としては私の行動を追認してくれたが、「あまりに勝手である」と憤慨していた医局員も何人かいたそうである。なんでも、医局には、研修医の指導をするとか(これは私もやったが)、専門外来を週何回やるとか、その他いろんな「雑用」を点数化した「医局貢献スコア」みたいなのがあったそうだ。医局員の義務としてそれをこなし、何点になったら留学させてもらえるとか、自分の好きなところへ就職させてもらえるとかいうことになっていたらしい。世の中には「雑巾がけ」という言葉があるが、つまりはそういうふうに表されるものだと思っていただければよい。私は「雑巾がけ」をせず、ほとんどスコアゼロに近い状態で、どころか、スコアの存在すら知らずに出て行ってしまったので、「なんでアイツだけ」ということになっていたそうである。これは「無理もない」としか言いようがない。

結論。尾形先生のような人格者に統率されたところであっても、「医局」という組織は、私のような跳ねっ返りには向いていないようである。私がその後学位も取得でき、なんとかかんとかこの業界でやっていけているのは、本当に例外的に寛容な恩師に恵まれるという、奇跡的な僥倖の賜物に過ぎない。いい子は真似しちゃいけません。

ところが最近は、私みたいに、大学の指示を受けずあっちこっち「勝手に」動く医者が増えてきて、肝腎の「医局」の方にヒビが入ってきているようである。それが世の中のためになるのかどうかは別にして、どうしてそうなったか、ではどうなっているのかを次章に書くことにする。

# 第七章 学位について

## 今「白い巨塔」をそのままドラマ化したら時代劇になりかねない

2003年フジテレビでドラマ「白い巨塔」のリメイクをするにあたって、私が制作側と一緒に頭を悩ませたことは大きく分けて二つあった。一つは、不幸な転帰をとった患者の遺族に訴えられた財前が、どうして一審では勝訴したのに二審では逆転敗訴したのか、ということである。これを書き始めると長くなるのでごく簡単にまとめるが、実際には患者が死亡したのは病気のせいであって、財前らの医療行為自体にはミスはない。財前の失敗は、治療にあたって患者と家族に十分な説明をし、同意を得なかったという、「説明義務違反」を犯してしまったことにある。これについては2015年から2016年にかけて、コミュニケーションをテーマとした本を2冊出した（新潮新書『医者と患者のコミュニケーション論』、医学書院『死にゆく患者と、どう話すか』）ので、御興味があればそちらをご参照いただきたい。

もう一つは、「白い巨塔」の前半部、ドロドロの教授選に関することであった。原作でも、それを踏襲した1978年の田宮二郎主演版のドラマでも、教授になれるかなれないかでは天国と地獄、どんな手を使ってでも、という凄まじい権力闘争が描かれている。さてしかし、平成になり21世紀に入っても、医学部教授というものはそこまでなりたいものなのか。これを視聴者に理解、というより共感してもらわなければ、話が成り立たない。

幸いなことに、2003年の時点では、まだ教授の権威はそういうものだ、という提示がうまくいったようで、このストーリーの構成はさほど違和感なく支持された。しかし、あれから10年ちょっとしか経過していないが、大学の医局は様変わりしていて、おそらく今、「白い巨塔」を作り直そうとすれば、あの「教授は殿様、医局員は家来、上の言うことはご無理ごもっとも」という構図は成り立たないと思う。無理してこのままやろうとすれば「時代劇」になりかねない。

2003年時点でも、時代はぼちぼち変わりつつあったが、それでも、外科系を中心として、やはり「大学教授の権力」という伝統は生きていた。実際、1980年代から90年代にかけて、権力闘争を勝ち抜いてきた教授が現役に数多く残っていたのである。

## だが、つい最近までは「白い巨塔」教授選の実態はあった

私が聞いた話では、ある大学のA主任教授は、伝統ある医局を引き継ぎ、数多くの医局員および関連病院の上に君臨し、学会の中でも大物であったが、そのためか、なかなか辞めなかった。実際に医局の運営を仕切っていた番頭格のB助教授は、衆目の一致するところ自他ともに許す次期教授候補であった。次の教授は当然自分がなるものだと思っていたB助教授は、それまでの辛抱だと思って雑用を黙々とこなしてきたが、いい加減しびれが切れて、A教授に引退を勧めるようなことを言い出した。B助教授はA教授より7つ8つ下に過ぎないので、あまりに居座られると自分の教授任期が短くなる。

A教授は、「もうすぐ○○学会があるから、私はその会長を務めて、それを花道に引退する」とB助教授をなだめた。学会を一つ開催するのは、いろいろと手間が多い。さまざまな大学や病院に協力を要請したり、海外の研究者を招聘したりという裏方の業務は大変である。企業に寄付を依頼したりもしないといけないから、多少汚れ仕事のようなことになることもありうる。

ところがその学会が終わった後で、A教授は、「もう一つ、今度は××研究会がある。これだけはやっておきたい」とか言い出す。これを何回か繰り返し、B助教授がさすがにブチ切れそうになった時、やっとA教授が本当に引退の意向を示し、次期教授選考に入った。

その医局には、B助教授よりさらに5つほど若いC助教授がいて、ライバルというより敵対関係にあり、派閥抗争も絶えなかった。C助教授は、医局の裏方仕事をあまり手伝わず、自分の研究を華々しく打ち出して学会で注目を浴びていた。このためB助教授はC助教授を、蛇蝎《だかつ》のごとくに嫌っていた。教授選考の前夜、B助教授は盛大に前祝をやって、「Cの野郎、俺が教授になったら北海道の果てまで飛ばしてやる」と気炎を上げたそうだ。

蓋をあけると、下馬評を覆し、C助教授があっさりと教授に選出された。A教授が最後の最後でB助教授を裏切り、院政を敷きやすいC助教授に乗り換えたためと噂されている。びっくり仰天したB助教授はすぐに大学を辞め、近郊の（しかしその医局の勢力の及ばない）病院に転出してしまった。

気の毒なのは大学内に置いてけぼりにされたB派医局員である。親分は風を喰らって夜逃げしてしまったが、B助教授ほどの大物なら引く手あまたであっても、一般の医局員にはおいそれと再就職先が見つかるはずもない。なにせ再就職の世話をすべき医局は仇の手中にあり、そこから出ようとすると他の大学の勢力範囲であって、そうそう簡単に食い込むわけにはいかないのである。針の筵の上で、C新教授をはじめとする、ついこの間まで「飛ばしてやる」つもりだった「野郎ども」からの執拗な嫌がらせを受け続けた。

この時の恨みは骨髄に徹するものだったらしく、B派の中心人物であり、その後新設された地方中核病院に就職できたD元講師と、A教授の後を継いで学会の大物にのし上がったC教授が「手打ち」をしたのは20年近く経ってからという話である。

そこまで絵に描いたような「白い巨塔」をやっていたその医局でも、C教授の次代になると様相は一変した。C教授の懐刀として学会内でも広く認知されていたのはE准教授であるが、彼は「C教授は忙し過ぎる。あんな仕事は割に合わない。自分は教授なんてやりたくない」と広言していた。C教授の強い意向で教授選に出るには出たが、明らかにやる気のない態度で望み通り（？）落選し、他に転出し、そこでスタッフに慕われる部長となっているそうである。

ここまで、別に私は山崎豊子センセイの向こうを張って「新・白い巨塔」をでっちあげたのではない。どこまで本当かは別にして、これは我々の世界で1980年代後半から2000年代半ばまでの間に、リアルタイムに語られてきた「実話」である。それで、問題は、どうしてC教授からE准教授の時代になったら状況が変わったのか、今はどうなっているのか、ということである。

## 医者がみんな持っている「医学博士号」とは何か？

まずはそもそも、どうしてそんなに教授に権力があったのか、ということである。おそらくは読者も多少の疑問を抱かれるかも知れない。だいたい、大学病院の医者の給料は、開業医の収入はもちろん、他の一般病院の勤務医に比べても非常に少ない。そこまでして教授に「奉公」する必然性があるのだろうか。

それに、大学教授が「偉い」のは分かるが、たとえば教授と准教授は「一番と二番」であるから、「二番じゃダメなんですか？」という疑問も生じる。二番じゃダメに決まっているのは世の中の常識のように思うのだが、当時の政権与党の幹部があぁいう素朴というか能天気な疑問を出すくらいだから、一応答えておかねばならないであろう。それにしても、小選挙区では「次点」は落選であり、また「野党第一党」は権力から遠いのを身に沁みて知っているはずの政治家がこんな言葉を吐くのは少々驚きである。

システムができあがってしまうと、「教授は偉い、逆らえない」という体制からはみ出すことはできなくなり、みんながそう思ってしまうとますますそのシステムは強固になる。それはそれとして、物事にはすべて始まりがあるはずで、「教授の権威」の濫觴《らんしょう》は何処《いずこ》にあるのか。

全部がそうではないかも知れないが、きわめて大きな部分であるのは学位、つまり医学博士号の授与である。医学部を卒業すると「医学士」という称号を得るが、これだけでは有難味はほとんどない。国家試験に合格してはじめて我々は「医師」となる。それとは別に、医者のほとんどは「医学博士号」を取っているが、これは「医師」とは全く別物で、出どころも違う。「医師」は国家資格であって厚生労働省から出るのに対し、「医学博士」は大学から出る（正確には「大学院」ということになるのだろうが、実態はほとんど同じであるからここでは区別しない)。ちなみに医学部は6年で「学士」になり、修士というのはない。

だから、厚生労働省から医師免許をもらわなくても「医学博士」になることはできる。国家試験に合格しない開業医のドラ息子が「医学博士」になって病院を経営することはできる、というのは先に書いた。また、医学部を出ていない、つまり「医学士」でない、ほかの生命科学出身の研究者など(かの小保方さんはこちらの範疇に入るのだが、彼女は医学博士でなく工学博士を取っていた)が医学系の大学院を修了して「医学博士」になることも可能である。一方、「医学博士」でなくても医師としてその業務をこなすのには、なんの問題もない。

しかしながら、「医者をやるのになんの問題もない」とは言っても、日本ではやはり「ハカセさま」は有難がられるのであるから、あるに越したことはない。そして、幸か不幸か、医者が医学博士を取るのは、他の研究者よりも、はるかに容易である(最近はちょっと難しくなってきたというが、それでも、たとえば理学部出身の研究者が医学博士を取ろうとするのとは天地の差がある)。もっと言えば、薬学部の卒業生(薬学士)が薬学博士を取るのよりもずっと簡単である。私は、薬学博士号を持っている製薬会社の人とのつきあいも多いが、みなさん凄く大変だったと言っていた。言外に「医者のセンセイたちは楽でいい」とほのめかされているのだが、全くその通りと思う。

かくして、上記のように、医者は結局みんな「医学博士号」を持つのである。どのくらい「みんな」かというと、10年ほど前に亡くなった見川鯛山先生（「山医者シリーズ」などの著作がある）などは、「医学博士号を持っていない医者」であることを「売り」にしていたくらいである。みんなが持っているのに自分だけない、というのはやはり気分的にプレッシャーになる。「博士号は持つものだ」というコンセンサスができているのに自分だけ持たずにわが道を往く、というのは鯛山先生くらい肚が据わっていないとできないのである。

## かつては札束入の虎屋の羊羹でほとんどの医者は博士号を取っていた

では学位（博士号）はどうやって取るのかというと、最近は大学院に在籍しないといけないようであるが、従来の方法には、自分の書いた研究論文を医局に提出して、主任教授のＯＫをもらい、その推薦で大学に出して審査を受ける、という、「論文博士」というやり方があり、これが一般的であった。審査を行うのは大学の他の部門の教授であるが、実際には申請者が自分の主任教授の承認をとっていれば、それを落とすようなことは滅多にない。つまりは「自分の医局の教授がＯＫと言っていればＯＫ」なのである。

実地臨床で医者の業務をやりながら論文なんてなかなか書けない、という場合は、一定期間大学の研究室に籠ってなんらかの研究を行い、それを論文にまとめて審査を受ける、という方法もある。これだと、まず大学の研究室に入れてもらわなければならず、研究の指導を受けなければならず、さらにその上論文を書くにも学位審査への提出をするにも医局（＝教授）の許可が要るので、大学への依存度はさらに大きくなる。

なんだそんなに容易に取れるわけではないのか、と考える読者は甘い。こんなのは他の領域に比べれば馬鹿みたいに簡単なことで、つまりは教授のＯＫさえもらえればいいのである。

その昔は、自分で研究などできない開業医は、自分の「医局」へ行って教授に頼み込み、大学で基礎研究をやっている医局員に実験をやってもらい論文を書いてもらって、それを自分のものとして学位申請に使ったという。その折に、研究代行をしてもらった医局員（もちろん、その収入は開業医のそれに比べて格段に低い）と、便宜を図ってくれた教授への謝礼を届けるのに使われたのが虎屋の羊羹で、特別仕立ての箱は上げ底になっていて下に札束が詰められるようになっていた、というのが都市伝説になっている。要するに、それなりの金を積めばなんとかなったのである。よって、ほとんどの医者は取っていたのである。

これに比べて上述の、薬学など他の博士号取得が非常に難しいというのは、審査そのものがきわめて厳しいのだそうだ。そもそも密室で審査員が協議するのではなく、多くの聴衆の前でプレゼンさせられ、質疑応答もかっちりやらなければならない。だから必然的に透明性も高くなり、「主任教授のＯＫをもらっているのだから」というようなナァナァでは済まないのである。

かくのごとく大学教授は馴れ合いに近い形で博士号をくれてやれるのだが、その一方、どんな大病院の院長でも、厚生労働省のお偉いさんでも、「学位授与」はできない。医学博士号に関する限り大学の独占事業なのである。そしてその権限を持つのは講座主任（教授）のみである。前回のおさらいになるが、附属病院の医局での教授は、医学部の講座の教授とイコールで、表裏一体なのである（ちなみに「教授」の中には講座主任となる「主任教授」ではないものもあるが、そうなると学位授与の権限はないので、権威はぐっと小さくなる）。だから学位を「取らなければならない」という業界内のコンセンサスがある限り、その権力は絶大になる。

## 結局、学位は「足の裏の飯粒」

さて、大きな病院、たとえばがんセンターなどでずっと勤務していて、これからもそのまま（大学に戻ったりすることを考えずに）やっていく医者にとっては、人事などの点で大学と良好な関係を保つことは望ましくても、自分自身が学位を持つ必要性はない。実際、私が若い頃は、がんセンターの一線で活躍していた先生たちの中には、「自分の才覚だけで活躍しろ。学位なんて要らないし、そのために時間を費やすのはバカバカしい」と言い切っていた人もいた。

ところが若い人間をそう鼓舞していたセンセイ方も、部長職に手が届くようになってくると、こっそり手を回して論文博士を取る手続きをとっていた。ある内科のドクターは、他の施設と一緒になって行った臨床試験の成果を論文にまとめ、それを協力施設の了解をとらずに自分の学位申請に使っていた。協力施設にはそのドクターの弟子連中も多くいて、そいつらには「学位なんて気にせず頑張れ」とか言っていたのだから詐欺みたいなものである。

別の外科のドクターは、「そのうち大学の方から俺に、先生、うちで学位を取ってください、ってお願いしてくるよ」と豪語していた。数年後、彼は実際にある大学から学位を取り、「ほら、向こうから頼んできた」と嘯《うそぶ》いていたが、その大学の教授によると事実は逆であり、「取らせてくれ」と頼んだのはがんセンターのドクターの方で、あまり出来がよくない論文を自分が苦労して通してやったのだ、ということである。どちらが本当か分からないが、一説によると、がんセンターは、学位と引換に、その大学で鼻つまみとなっていた医局員を引き取ることを受け入れた、という噂もあるくらいで、どうもがんセンター側の方が分《ぶ》が悪い。

別にがんセンターの部長職になるのに学位が必要ということはないのだが、やはり「みんなが持ってる」となると持たないのは薄気味悪くなり、あまり年をとらないうちに手続きをしておこう、という気になるらしい。学位を表す言葉に「足の裏の飯粒」というのがある。そのココロは、「取っても食えないが、取らないと気持ちが悪い」。

## 15年前、ぼちぼち取るかと動き出した私の場合

さて私はどうだったか、をちょっと書いておくことにする。私は上述のがんセンターの先生方の薫陶を受け、今から顧みると少々騙されて、「学位なんて要らない」とずっと考えていた。自分はそれでも臨床研究をして論文を書いている。それで学位を取るか取らないか、なんて論文の価値、つまり自分の業績にはなんの関係もない。そう突っ張っていた。

ここでぐちゃぐちゃうるさかったのは大学の医局でもなく、がんセンターの上司たちでもなく（彼らは、表向きは若い医者に「学位なんて気にするな」と言っていたのだから）、私の両親であった。父母とも、自分たちは医療者ではないので、「医者の世界はこういうもの」という知識は主に『白い巨塔』などから得ている。そうすると、教授には逆らうな、医局から離れるな、学位はちゃんと取れ、とうるさいったらありゃしない。父母にとっては私が恩師の尾形教授から可愛がられていたのが唯一の救いのようだったが、その尾形先生は１９９２年に東大を退官されているから、それから以後は心配で仕方がなかったらしい。私は、「20世紀中には取るよ」と煙に巻いていた。

私が「論文博士」を取るべく重い腰を上げたのは、実のところ親との約束を破って２００１年になってからである。その頃になると、あまりにいい加減な「論文博士」のシステムはやめて、学位を取ろうという者はきちんと大学院に入って研究しなければならないようにしよう、

という動きが出て来た。私はがんセンターで、大袈裟に言えば世のため人のために働かなければならないので、そんなヒマなことはやっていられない。ぼちぼち行くか、くらいの気分であった。

その前に、知り合いで東大の中にいた先生に、「取れますかね？」と確認はしておいた。なにせ大学から離れてずいぶん経っていたから正味のところどうなのかは分からなかったのである。もし万一難しい、ということであれば、そんなのやる分だけ時間の無駄であるから諦めようと思っていた。どうせ「足の裏の飯粒」だしね。しかし「大丈夫だろ？　君は東大の出身だし、なんとでもなるよ」という力強い言葉をいただき、手続きに取りかかった。世の中はかくのごとく不公平で、やっぱり東大卒は「いい加減なレベル」でも東大の学位を取れるのである。

尾形先生の後任の教授は、私が大学にいた頃の助教授の先生で、それなりに目をかけてもらっていた。私は教授室を訪ね、自分が書いた論文を差し出し、これで学位申請をしたい旨を申し出た。専門は違っていたが、論文がそれなりに格式のある医学雑誌に発表されているものであるのはすぐ分かるので、あっさりOKされた。そこから、東大内科の総元締の教授のところへ行き、了承を取り付け、学位申請を行った。

まずは語学試験である。昔は英語の他にもう一つ外国語の試験を受けなければいけなかったそうで、大学の時以来のドイツ語の勉強なんかをしていたらしいが、私の時はすでに、英語だけの受験になっていた。先に書いた、「世の中すべて英語」の流れがここにも来ているようだ。ただしその英語の試験はかなりレベルが高く難しいとかいう話ではあったが、正直、大したことはなかった。当時の私にはまだ受験秀才の残滓がわずかながらあったらしい。

そして論文の提出であるが、面倒なことに、東大は日本語で書いた論文を提出しなければならない。日本語の、なんて、ないよ。我々はみな、論文というものは英語で書いて発表しないと意味がない、と思っているから、私も英語のものしかない。となれば自分の書いたものを日本語に訳するしかない。そんなつまらん仕事に費やす時間は勿体ないので、業者に頼んで訳してもらった。日本語になってみると、「こんなこと書いたかなあ？」というような箇所がいくつもあったが、一々直す手間も惜しい。

おまけに、周囲から、「一つの論文だけでは不十分で、いくつかの論文をまとめたものの方がいい」とか言われたので、似たようなテーマのものを継ぎ接《は》ぎして無理矢理一つの日本語論文にしてしまった。継ぎ目がかなり不自然なところもあったが、これも「まあいいや」で済ませてしまった。

## 審査員には審査結果が出てから鳥取名産二十世紀梨を贈った

審査するのは5人の東大教官（教授または助教授）である。主査の内科教授は、私が卒後すぐに東大病院で研修医をした際の指導医の一人であり、だから顔馴染みである。向こうはやりにくそうな顔をしていた。「お前、結構遅い学位じゃないか?」と言われてしまったが、「はあ。何かと忙しかったもので」と答えておいた。「今は、論文博士はなるべく取らせないように、厳しく審査することになっている」と脅されたが、そんなの口先だけで実情はナァナァであるのはすでにバレている。しかしここはおとなしく「そんなことおっしゃらずにお願いします」と頭を下げた。

主査はこれでクリアとして、残る4人である。うち2人については、私のがんセンターでの同僚が、その後輩や仲間であったので、それぞれに「口利き」を頼んでおいた。「ああいいよ」とあっさり引き受けてくれたのだから、人間は日頃の行いが重要である。これで過半数だから、まあ後はなんとかなるだろう。

審査の日、提出した論文について、5人の審査員の前でプレゼンをし、質問に答えた。主査の教授からは、「なんか、いくつかのものをこじつけでくっつけたような論文だな」という鋭い指摘があったが、「その通りだから仕方ありません」とあっさり認めてしまった。申請者(つまり私)を退出させて協議が行われたが、30分ほどで呼ばれて「合格」が言い渡された。「有難うございました」。これで足の裏の飯粒が取れる。

母が、審査員の先生に、某《なにがし》かのものを渡さなければいけないのではないか、とうるさく言ってきた。そんなのはないよ、と一蹴しても、いや、規定にはなくても、慣習としてあるはずだ、と言い張って聞かない。これまた『白い巨塔』の読み過ぎだろうと思ったが、一応聞いてみた。聞いた先はがんセンターの外科医で、私の5～6年先輩である。この先生もずっとがんセンターにいたが、数年前に東大で学位を取っている。「先生、何かされましたか」「何もしていない」「本当ですよね」「本当だよ」と確認した後、「本当だってよ」と母に伝えた。

母はそれでも納得せず、せめて、と言って、私の出身地である鳥取県の、ほとんど唯一の名産である二十世紀梨を各審査員に贈った。これは審査結果が出て、学位が授与されてから発送したので、ワイロにはあたらないだろうと思う。ただしそれでも、5人の審査員のうち、一人の教授は、「学位審査は教官の業務だから、こういうものを贈られる謂れはない」と送り返してきた。

## 博士号取得の費用は5万6000円だけだったが、申請書は再提出の憂き目に

というわけで、私が博士号取得のために費やしたお金は、審査料として東大に納めた5万6000円だけである。この話をすると、「お前はなんと恵まれた奴だ」と、唸られることが多い。その口調は羨むというより、ほとんど叱りつけるような感じである。それも、医学以外の博士号を苦労して取った人たちからではなく、医者仲間から言われるのである。私が、「でも、

それなりに面倒くさかったですよ」とか答えようものなら、「贅沢ぬかすな」と呆れられる。

その理由は、まずはなんたって金である。考えてみれば、私は自分の医局の教授に（ここをクリアすれば学位は約束されたも同然、というのはすでに述べた）、虎屋の羊羹の下に忍ばせた札束、どころか、鐚一文《びたいちもん》払っていない。審査員にも、後から梨を一箱ずつ贈っただけである。

他の大学の話を聞くと、最近は「教授が学位取得の便宜のために医局員から金をもらう」のはさすがにまずいとして、表だっては禁止されているところが多いのだそうだ。その代わり、その分を大学が徴収する（ただし不公平のないように）、ということで、学位審査料がえらく高いらしい。ちょっと前に聞いた話では、私立大学では130万とか200万とかいうことであった。実際には、そうは言っても主任教授に「挨拶なし」というわけにもいかなかろうから、それなりの「袖の下」のような「お礼」もたぶんあって、下手をしたらプラスαになってしまっているかも知れない。

それに私の場合、どうしてそこまでナァナァで済ませられたのか、というのも不思議なようである。がんセンターの後輩で、自分が書いた英語の論文を英語雑誌に載ったまま提出して学位を取った奴もいるので、そいつに比べれば少なくとも私は自分の複数の医学論文を日本語に直し継ぎ接ぎして体裁を整えて出す、という「面倒な」手間をかけたと思っている。しかし、そもそも、大学と全く関係のないがんセンターでの業績でその大学の学位を取ろうなんて、図々しいにもほどがあるという感覚の医者が多いらしい。

そして、最終的には個人的に「頼みます」ですべて通したのだから、学位を舐めているのか、と思われるようである。「まあそりゃあ、私の人徳ですかね」と答えたら、引っ叩かれそうになった。

だがしかし、それでも私は、やっぱり面倒だったな、という感じが残っている。最終手続きのために、大学の教務課窓口に、必要な書類一式を届けに行った。その時対応した教務課のオバサンが私の出した申請書を一瞥して、私の方をギロッと睨んだ。

「先生、本学（東大）の卒業ですよね」

「そうです」

「卒業年月日が昭和61年3月31日となっていますが」

「昭和61年の卒業で間違いありません」

「いや、そうではなくて、東大の卒業は、3月28日付けです」

「へ？」

これは後から卒業証書で確認したら、確かに28日付けになっていた。だけどいいじゃん、そんなの。

「今ここで直して訂正印、ではいけませんか？」

「基本的に受け付けられません。書き直して、また一式、お持ちください」

「いや、私、今、東大で仕事しているわけではないので、平日にここになかなか来られないのですが」

「規則ですから」

「郵送ではダメですか」

「受け付けておりません」

だから東大は嫌いだ、と私はずっと思っているが、この話も「何を贅沢言ってやがる」と冷ややかに受け止められることが多いのは心外である。

傍から見れば「非常に恵まれている」私でも、自分ではこれだけ面倒だった、と考えている。そして、途中にも触れたが、現在は、こういう馴れ合いでの学位取得ではなく、もっとずっと手間もヒマもかかる方式になっている。

そこまでして「足の裏の飯粒」を取るメリットがあるのか？　みんながそう考えてしまうと、大学の（すなわち教授の）権威の源が大きく揺さぶられることになる。実のところ本章では、そういうことになって「医局」制度がいかに崩れつつあるか、を書く予定であったが、学位取得にからむ無駄話でスペースを取り過ぎてしまった。ここから先の本題はこの次に回すことにする。

# 第八章　医局制度の崩壊と逆襲

## 大学医学部の非常勤講師にすんなりなるには学位は多少、必要

私が医学部を卒業して研修医になった昭和末期は、ほとんどの新卒医師は母校の大学病院で初期研修をしていた。そしてそのまま大学の「医局」に入局し、いわゆる「白い巨塔」の中に組み込まれていたのである。誰もそのことについて疑問を抱かなかった。みんなが「そんなもんだ」と思えば、それが「王道」なのである。

そして、その求心力の一つであったのが学位、つまり「医学博士」の称号である。これは大学（大学院）からしか出ない。医者を管理する厚生省も、これについてはノータッチである。それは、厚生労働省と変わった今でもそのままだ。以上が前章までのおさらいである。

さて、だがしかし、学位を取らなくて何か不都合なことがあるか、と改めて考えてみると、恐るべきことに、事実上は何もない。病院の給料に差があるわけでも、出世に違いが出るわけ

でもない。私自身、いくつかの病院に異動し、その時々に医師免状のコピーを提出せよとは言われたが、「学位があるか」と聞かれたことも、またそういう証明を要求されたことも皆無である。がんセンター時代に苦労して（と言うと叱られそうだが）学位を取得したが、給料が上がったなんてことはもちろんない。どころか、がんセンターに届け出もしなかった。

より正確に書くと、「医師」として厚生労働省の管轄の中で仕事をする分には、学位は良い方にも悪い方にも何も影響しない。これが文部科学省の管轄である大学の教官となると事情は違って、やはり学位がないと大学教授にはなれないらしい。まあ、自分が持ってないものを他人に授与するなんてことはできない、というのももっともである。

私は学位のなかった時に、いくつかの大学の教授から誘われて非常勤講師になったが、そのうち一つだけ、理事会だか教授会だかで、「こいつはまだ学位がない」という理由で非常勤講師の申請が却下されたことがある。他の大学はフリーパスであったが、へぇー、そんなことを言うところもあるんだな、と変に感心した記憶がある。だけどこれにしたって、そこの教授が二度目の申請をした時には、まだ私は学位を取っていなかったにもかかわらず、すんなり通った。

## 非常勤講師になる唯一のメリットはその肩書きを名刺に刷れること

ちなみに大学の非常勤講師になって何か良いことがあるかというと、これまた皆無である。無給であるし、時々講義を頼まれるという仕事が発生するだけなので、やらずぶったくりみたいなものだ。その講義についても、報酬どころか交通費も出ない(医局によっては気を使って、抱き合わせで講演会を企画し、その分の報酬を出してくれるところもあるが)。おまけに、医学生のやる気のなさには辟易する。こっちは忙しい臨床業務の中、わざわざ時間を割いて来てやっているのに、半分居眠りしながら聞いた挙句に「試験に出ることを教えてほしい」とか言いやがる奴らには、殺意さえ覚える。今、私は看護大学の非常勤講師として、真面目で熱心で優秀な看護学生を教えているが、この地上の天使たちを相手にした授業を経験してしまったら、医学部の講義なんて、バカバカしくて誰が行くか、という気になる。これは私だけの感想ではないらしい。この間、がんセンター時代の先輩のブログを覗いてみたら、ある看護大学で講義をして学生の熱心さと優秀さに感銘を受けた、「浜松医大の医学生とはえらい違い」と書いてあった。

非常勤講師になる唯一のメリットは、それを名刺に刷れる、もしくは履歴書に書けるということだろうか。後者については、大学病院に勤務する友人から、「大学教授になろうと思えば、教育歴、というのを問われることがあるので、どこそこの非常勤講師をやっていました、と書くとそれでクリアできる」と教えてもらったことがある。親切に教えてくれて有難う。だけど、関係ないし、そんなもん。

しかし巷では、やはり「大学」で何かの役職をしている、というのを有難がる感覚が残っているようである。私の両親も、1997年に東京女子医大の非常勤講師になった時は非常に喜んでいたし、その後にあった、他の大学での前述の申請却下の際には（申請したのは私でなく、そこの講座の教授なのだが）ものすごく落胆していた。「ほれ見ろ、やっぱり学位を取らなきゃダメじゃないか！」って嘆かれたが、ダメも何も、こっちは別にやりたくもないのだけどね、そんな仕事。こういうセンスを共有する人が、名刺に「何々大学講師」というような肩書きをいっぱい書くのであろう。それをどうこう言うのではない。ああ、この先生は、大学に愛情がおありなのだな、と思うだけである。私には、ない。

それはともかく、もとに戻るが、私のように、大学に思い入れがない人間にとっては、学位なんて、本来、はじめっから、不必要なのである。私自身は、尾形先生はじめ医局の諸先輩方の厚意にさんざん甘えた上でそんなことを言う「恩知らず」であるが、そこまで医局の恩恵に浴していない最近の若い医者にとっては、「合理的に」判断すれば学位に拘って医局のコントロールを受けるなんて割に合わないことは自明である。

前章でも書いたが、よそで好き勝手な研究をして、「これで学位下さい」なんて言えるところは、非常に少ない。多くの場合、医局員は、学位申請をするためには、大学内もしくは医局が「関連施設」とみなす範囲内で研究をしなければならない。そしてそれが「範囲内」であると認めてもらうためには、大学内にいようと外に「出向して」いようと、一定の「医局費」を納入しなければならないところが多い。私が聞いたところだと、その費用は年間数十万円くらいで、しかも滞納は許されない。切れ目なく納入しなければ、学位申請資格を失うという「内規」になっているらしい。

おまけに最近では、大学病院内で研究と診療をする、という「普通の」大学病院の医師をやる場合、学位申請を前提とするから「大学院生」の身分になることが多い。そうするとやっていることは変わらなくても、給料をもらうのでなく授業料を払う方に回る。どうかすると外の病院に出向するのでも「大学院生」のままで出る場合もあって、授業料を払い続けるのである。繰り返すが、そこまで医局に尽くし、指示に従って動き、かつ金も吸い上げられて、その代価は「必要ない」学位である。これが不合理でなくてなんであろう。こんなものを無視して自分のキャリアパス（出世の道筋）を描く医者が増えるのは、至極当然の成り行きである。

## 東大病院の小児科医は麻疹も診たことがない!?

さて、医学部を卒業した多くのフレッシュマン新人医師の希望は、当たり前のことではあるが「良い医者になりたい」ということである。そのためには、良い研修を受けなければならない。良い研修とは何ぞや、であるが、まずは数多くの患者を診なければならない。多くの種類の疾患に当たって経験を積みたい。そして、高い医療レベルの環境で、ちゃんとした指導医につくことが重要である。かつては、大学病院が文句なくその条件を満たしていた。ところが最近はこれが甚だ怪しい。

まず、大学病院にはとにかく医者が沢山いるので、研修医を含む医者一人あたりの患者数はさほど多くないのである。これは、大学病院の医者は、研究が本業で、臨床は「片手間」である、という事情にもよる。そういう中では、臨床一本でやっていこうという人間は、物足りなく感じてしまう。

それに、たとえば、かつては東大病院には全国から難病の患者が集まってきたものらしいが、私が学生の頃すでに、東大病院の患者は圧倒的に文京区と台東区の住民ばかり、ということになっていた。私が教わった教官なんかも、「昔は、学生実習のために症例を探すのも苦労はなくて、珍しい疾患とか典型的な病気の患者がごろごろいたが、最近は外来に来る患者は風邪かノイローゼばかりだ。学生の勉強にならん」とぼやいていた。これはつまり、全国的に、もしくは東京の中でも、全体の医療レベルが上がったのでわざわざ東大に行かなくても、ということである。それ自体は慶賀すべきことなのではあるが、東大病院からみると、それは相対的にであっても「地盤沈下」ということになる。

そして、東大病院の医療は高レベルであるか、指導医は一流か、というと、これまたそうとも限らない。なにせ大学病院の医者は研究が本旨であるから、一般医療レベルはさほどでもないことがままある。私が学生実習で行った某都立病院の小児科の先生は、東大病院の小児科の医者は麻疹（はしか）を診たことがなく、分からない、と苦笑していた。「彼らは宮大工みたいなものだから、普通の家は建てられないんだよ」と皮肉っていた。

こうなると、まずは一人前の医者になろうと意気込むフレッシュマンにとっては、頼りないことおびただしい。そんな、最先端の研究（これはつまり、本当に役に立つのかどうかまだ分からない、ということでもある）をどうこうというよりも、自分は患者の役に立つ「医者」になりたいのである。それには現場で揉まれないと、どうにもならない。

## やる気ある臨床研修医が目指すはブランド病院、第一線病院、卒後教育に強い地方病院

２００４年に臨床研修制度が変わり、新人医師は臨床研修を受けることが必須となった。その際に研修先となる臨床研修指定病院の指定要件が緩和されたため、それまで急性期医療において機能を果たしていた多くの「民間病院」が臨床研修指定病院としての役割を担うようになった。その結果、モチベーションの高い新卒ほど、大学病院を離れて市中の民間病院に研修に行くようになった。現在は、東大卒の新人医師の中で、東大病院で初期研修を行うものはほん

の一握りである。大多数が外部に出る。

どういうところが研修先として人気かというと、東大卒の行先で見ると、都心のいわゆるブランド病院（虎の門、聖路加、三井記念、広尾日赤など）、ある程度の規模がある「第一線」病院（武蔵野日赤や公立昭和など）、それに伝統的に卒後教育に力を入れている地方の病院などである。三つ目のカテゴリーに入るもので代表的なのは沖縄中部病院である。みんな、臨床をやろうと思ったら象牙の塔の中に籠るのでなく、実地に出るのが一番と分かってはいるのだが、あまりに野戦病院的なところだと指導もへったくれもないのではないかと心配になる。沖縄中部のように、研修医指導に定評があるところだと、そういう懸念はないので、修業のために行こうか、ということになるのである。こういう地方病院は最近増えてきている。

現在は、臨床研修先を決めるのに、マッチング制度という、そのものずばりのお見合いシステムができている。これから研修医になろうという学生側と、それを採用する病院側がお互いに優先順位をつけて指名しあい、話がまとまったところからカップル誕生、という具合になる。志望した病院側から声がかからなかった学生は、あらためてまだ枠が空いている病院の二次募集に応募する。定員枠が埋まらなかった病院側も二次募集をするのであるが、結果的に欠員が生じてしまうところも、当然出て来る。ここできわめて非情に、「人気の差」が顕著に表れる。

## 地方の大学病院で研修医が定員割れする理由

これで割を食うのは大学病院である。なにせ研修医を受け入れるキャパシティは十分あるのに、大幅に定員割れしてスカスカ、という状況になるから、惨めったらしいことこの上ない。ちなみに、まだ東大病院は、東大卒はあまり行かないが、地方や私立大学の出身者が結構志望して来るので、そういう事態は免れているらしい。ある地方大学の教授はこう言っていた。「そりゃあ、東大出た奴は、もう東大病院なんかにいなくったっていいわけよ。東大に入れなかった奴が、東大病院で一度は、って研修したがるんだよな」。してみると、東大にはまだそのくらいのブランド力が残っているということだろうか。

なんだかんだで、影響をモロに受けるのは地方大学である。この10年くらい、地方に講演に伺ったりすると、地元の大学の先生から聞かされるのは、いかに卒業生が根付いてくれなくて、東京などの大都市に吸い寄せられてしまうか、という恨みつらみばかりである。

そもそも、地方大学医学部に行く連中の多くは、おのが故郷の医療に貢献しようという志をもった、地元の若者ではない。偏差値表をみて、やむを得ずやって来た「よそ者」である。たとえば、ここに東京の高校生で、そこそこ成績が良くて、本人も医者になりたい、というのがいるとする。家は貧しくはなくとも、私立大学医学部に通わせるほどの余裕はない。私立の学費は、公開されているものだけ（つまり裏金や寄附金は勘定に入れない）でも、6年間で数千万円はかかる。では国公立で、といっても、東京の「地元」では東大と東京医科歯科大しかないから、本書冒頭で紹介した通り、偏差値はべらぼうに高い。辛うじて「通える範囲内」をみても、横浜市大と千葉大くらいしかないから、ちょっと遠いし、かつ難関である。

自分の成績に見合う国公立、と探すと、鳥取とか秋田とか宮崎とか旭川（以下略）とかいう、「ド田舎」しか見つからない。仕方がないからそっちを「志望」することになる。ちなみに、国公立医学部に「強い」とされる都内の某私立進学校は、仲間内で競争にならないようにと、進路指導部が「君は鳥取」「あなたは島根」と振り分けるそうである。幕府の転封みたいな感じだな。

そうしてわが故郷、米子市にある鳥取大学医学部にやってきた学生が、卒業後も山陰の医療に尽くすことを誓う、なんて、期待する方がどうかしている。あくまで医師になるための方便であって、目的が達成されたらすぐに東京に戻りたいに決まっている。研修先は、第一志望は聖路加、第二志望は虎の門、ダメだったらせめて東大病院、てなもんであろう。

## その後も有為の人材を次々と失う地方医療

ここまでは仕方がない、としよう。もっと深刻なのは、地元の高校出身で地元の医大に入った学生が、医者になってから流出してしまうことである。研修医の間はどこの「医局員」でもないので、大学側はその間、新人の活動を制限することはできない。せいぜい、研修が終了したら入局するという、口約束もしくは「内々定」で青田買いするくらいである。だから初期研修が必修化した以上、新卒者は誰からもどこに行けとか行くなとか口を出されず、おおっぴらに自分の好きなところに（先方が受け入れてくれれば）行ける。そうすると、一度は都会に、またブランド病院に、と思うのは人情である。

たとえば、ここに、高知出身で、高知大学を出て、そこそこ優秀な新研修医がいたとする。そして彼は、天晴にも、研修の後は地元に帰って、地域医療に身を捧げるつもりでいる。しかしやはり、一度は都会に出たい。最先端の医療にも触れてみたいし、都会の大学を出たエリートどもと切磋琢磨して、自分の力を試したい。奴らに比べても自分は劣るはずはない、という自負もある。

そして優秀な彼は高い競争率を突破して、東京のブランド病院に研修医として採用される。そこでナースと仲良くなる（これはドラマの見過ぎなどではなく、実際によくあることなのだ）。結婚の約束をする。いよいよ研修が終わろうかという時、彼は彼女に、高知に戻るからついて来てほしい、と切り出す。彼女はびっくりする。「え〜、高知ィ〜？　みんな、なんとかぜよ、とか言ってる人たちで、男は全部ヤクザなんでしょ？」

彼はそんなのは誤解だと必死になって説得するが、彼女は首を縦に振らない。生まれ育った東京を離れ、なんで高知なんてガラの悪い田舎に行かねばならないのだ。困り果てた彼のところへ、何も知らない指導医がやってくる。年度末に、一人医員が辞めて開業する。誰か補充しなければならないのだが、優秀な彼を見込んで、どうだろう、残ってこの病院のスタッフとしてやってくれないか、という。さあ、彼はどうするのだろうか……って、そんなの決まってんじゃんか。かくして高知は有為の人材を失うのである。

私がかつて勤務していた病院の研修医選考に、弘前大学の女子学生が応募した。彼女は、青森は僻地で、とくに呼吸器学が弱く、専門医はほとんどいない、自分は東京で研修し、この病院で呼吸器学を5年間（初期研修2年＋後期研修3年）勉強して、地元の人たちの役に立ちたい、と面接で答えた。私は感動して、マッチング判定での彼女の優先順位を引き上げてもらい、彼女は私の病院にやってきた。

ところが初期研修2年の終了の後、彼女は同じ東京の呼吸器専門病院に転出した。最初の約束と違うが、それは仕方がない。ただ、3年経ったら青森に帰るんだろ？　と訊く私に、彼女は言いにくそうに答えた。研修後もその呼吸器病院で引き続き勤務する約束になっているそうだ。じゃあ、面接の時に言ったことはどうなったんだ。「それはそうなんですけど、……私、寒いのは苦手なんですよね」。そんなのアリか。私の感動を返せ。

そういうわけで、地方大学に残る医者の数は激減し、教授連の恨み節は続く。怨嗟糾弾の行先は、まずは大都会のブランド病院である。あいつらが俺たちの虎の子の学生たちを甘言で釣って拉致しやがるのだ。実際には各ブランド病院の研修医定員は大したことがなく、せいぜい10人程度のことが多く、とても地方の卒業生を総ざらいしてしまうほどではないのだが、象徴的な存在として恨まれる。

## 大学医局に頼るよりフリーマーケットで優秀な医師を一本釣りする市中病院

ただしこの話は地方大学にとどまらない。研修先が多様化して、大学病院に限らなくなった、しかも大学より市中病院の方が人気が高くなってきた、ということは、病院間の力関係とも無縁ではいられない。

かつては大学病院に対して傘下の関連市中病院はジッツ（ドイツ語で「座る」という意味）と呼ばれ、そこに勤務する医者も、大学の医局の一員とみなされていた。だからどこで研修しようとも、結局は医者どもは大学に戻っていくのであったが、その暗黙の了解はすでに雲散霧消している。

それはそうだ。医者からすると、研修が終わって、さてその先にどこで勤務するか、を考えた時に、真っ先に挙がるのは、かの高知の某君のように、そのまま研修先の病院にスタッフとして残ることである。大学病院の医局に入局したところで、通常の市中病院よりも給料は安く、雑用は多く、かつ医局の都合で「どこそこに行け」と「飛ばされる」こともありうる。その代償が、役に立たない「学位」であるのなら、なんのために、ということになってしまう。

最近では、学位よりも、各種の学会が設定する専門医制度でそういう資格を取る方がよほど重要視されている。今のところ学会認定の専門医資格を取ったからとくに待遇面で優遇されることもないのだが、これについては将来的に差が出て来ることはありうる。それに対し、学位でどうこうということは将来的にも考えにくい。そして、専門医資格を取るのに最重要視されるのは臨床での実務経験であるから、むしろ大学に残るよりも市中病院で多くの患者を診ていた方が有利である。

もちろん大学病院へ入局するメリットは、ないことはない。まず、基礎的な研究ができる。それに、なんだかんだと(完全に自分の希望が通るわけではないが)就職口の世話をしてくれるから、「食いっぱぐれ」は少ない。裏を返せば、別に基礎的な研究をしたいという希望がなく、かつ、臨床医として自信があって「おのれの力でどこにでも仕事は見つけられる」と考えている人間には、入局の有難味は感じられないのである。お察しの通り、私がそうだった。

そして、学位の軛《くびき》から解放されて、より多くの医者が、かつての私のように、大学になんて残らなくてよい、と考えるようになると、市中病院の側も、大学からご下賜される人間で自分のスタッフを賄うより、自前で人材を育て、集めた方がよほどよい、ということに気づく。かの高知の某君も、研修医としての働きぶりを見込まれて採用されるのである。また、大学に気兼ねすることなく、フリーマーケットに出ている人材を一本釣りで引き抜いてスタッフに据えることができる。そういうのは、上記のごとく、少なくとも医者として自信がある人間なのだから、大学医局が「医局の都合」で「こいつはどうか」と言ってくる奴よりも、はるかに上質であることが多い。そうして大学医局の影響力から離れて「独立」する病院が多くなると、フリーマーケットに出て来る医者も増える。

実際、研修期間が終わった後も、臨床で食っていこうと思えば、市中病院の方が有利なことが多い。大学病院はいわばデパートであって、品揃えが重要である。だから、たとえブランドが低下して患者が来なくても、どんな領域にも、一通り対応できるよう「専門家」がいなければならない。必然的に、特定の疾患について数を集めてデータを作っていく、ということには弱くなる。一方、がんセンターを考えていただくと分かりやすいが、癌を診ていればいいのであって、その他の変わった病気は「うちでは扱えないので大学にでも」と送ってしまえばよい。自分の専門領域に集中することができる。優秀な臨床医はそちらへ集まる。がんセンターでなくても、市中病院なら「それはうちでは診ていない」と言えるから、得意分野に精力を傾けられる。繰り返すが、基礎研究をしようとしなければ、大学病院にいることは雑用その他のデメリットの方が大きい。

## 著名外科医を教授として引き抜いてなんとか権威を保とうとする大学

かくして、大学の立場は弱くなる。ちょっと前に私は、ある病院の院長先生から、大学病院からの派遣人事を断った、という話を聞かされたことがあるが、いかにも嬉しそうだった。「里見、いいか、俺は、そんなのは要りません、と言って、断ったんだよ。だから、教授に向かって、断ってやったんだよ。分かるか、おい、里見」。ああ、この先生は、大学の横暴に、長いこと耐えてこられたのだなあ、ということがよく分かる。だけど今では、こんな話は、珍しくもなんともなくなった。

結果、大都市および近郊の医科大学などでは、医局の統制力は失われ、その頂点に君臨する(はずだった)教授の権威はガタ落ちである。ある医局では、医局員が公然と、文献の抄読会(勉強会)なんて、かったるいんでやめましょう、また教授回診も面倒くさいのでやめましょう、と医局の行事を廃止させてしまったという。じゃあ私は何をすればいいのかね、とオズオズと訊ねる教授に対して、「いいバイトを紹介して下さい。それが教授の務めでしょ」と言い放ったという。

確かに、大学病院の給料は安いから、医局員は診療所での外来など、外でのバイトの収入で生計を立てている。しかし、それが「教授のお仕事」と言われたら、立つ瀬がない。ところが、「じゃあ、辞めます。ここ(大学)の給料じゃ、やっていけないので」と言われたらおしまいなのである。私のがんセンターでの先輩の一人は、ある私立大学の教授になったが、やはり本業が大切、と考え、医局員の外勤を禁じた。その結果、医局員の総スカンを喰らって、結局教授の方が辞職せざるを得なくなった。

もちろん、全国一律にこのような変化が起こっているのではない。前にも指摘したが、人の出入りの少ない地方では、まだ医局が地元の人事を握っていて、教授の権威が保たれているところもあるようだ。また、手術をする、ということになると患者も大学病院に集まりがちで、実際に手術は外科の他にも、麻酔科とか病理とか輸血部とかその他いろんな部署が揃っていることが必須なので、大学の方が体制は整いやすい。従って、外科系（やはり「手術をしてナンボ」である）は、相対的にせよ医局の影響力は保たれているそうである。

実際、たとえばがんセンターの採用人事をみると、最近は内科系のスタッフではほとんどが医局と「切れて」就職するようである。医局が引き留めにかかっても、医者の方が「切れるのを覚悟」して交渉し、大学側が諦めて形の上で「円満異動」になることが多い。それに対し、がんセンター外科のスタッフは、若い医者が医局と喧嘩してまでがんセンターに就職しようとすると「無理するな」とアドバイスすることがまだあるらしい。つい最近も、「回状を出されたらおしまいだからな」という台詞を聞いたことがある。つまり、教授名で、かくかくの人間は医局と絶縁したので以後は一切無関係である、という通知を全国に出して、その対象となった医者の将来を邪魔するのだそうだ。これは昭和38年が舞台の『白い巨塔』には書いてあったが、21世紀になってもまだそんなヤクザみたいなシステムが残っているのかと、驚いた覚えがある。

ただこれにしたって、最近の流行は、大学の看板を作るため、たとえば著名な外科医を引き抜いていきなり教授に据え、患者を集めまた研修医や医局員を引き寄せる、ということである。昔ながらに、医局で雑巾がけして出世の階段を一段ずつ上がっていく、という構図はなかなかお目にかかれなくなった。

## 僻地勤務医の確保のために「地域枠」を創設した地方大学

さてここで終われば、栄枯盛衰は世の習い、驕れる者は久しからず、おしまい、であるが、どっこい大学の方もそうそうやられっ放しでは終わらない。逆襲の機会を虎視眈々と狙っている。

まずは、地方大学で、地域枠、というのがある。たとえば、鳥取大学医学部医学科の場合、定員105人のうち、一般入試枠85人（前期65人、後期20人）で推薦入試枠20人であるが、一般入試の前期日程のうち22人が地域枠（鳥取県14人以内、島根県5人、など）、また推薦20人のうち、最大10人が鳥取県内の高校からの地域枠または特別養成枠、ということになっている。だからざっくり3分の1が「地域」のヒモつきである。

地域枠とはなんぞや、を詳述すると長くなるし、大学によっても違うようであるのでごく簡単に済ませるが、地域とコネのある高校生（必ずしも県内の高校卒業とは限らず、親元がそこだとかなんとか、「地元に縁がある」くらいでもいいらしい）を入学させ、奨学金を出して医者にする。ただしたとえば鳥取県の「特別養成枠」の場合は、卒業後、一定年限（9年間）は鳥取県なら鳥取県の外に出てはいけない。必ず、県が指定する、県内の病院で勤務する。

僻地医療従事を義務付ける自治医大と似ているが、自治医大卒の場合、僻地では研修はできないので、僻地医療と普通の病院勤務（研修含む）を交互に行い、合計で9年間僻地勤務をすればよい。特別養成枠の場合は、とにかく卒後最初の9年間は県内にいないといけないのである。もちろん、初期研修は、鳥取大学病院などの大きいところ、年数が経つと、もうちょっと規模の小さい（多くの場合田舎にある）病院での勤務、ということになるだろうが、いずれにしても県の地域医療に貢献することが要求される。

最近は医学部に限らず、入試制度がいろいろ込み入ってきて、推薦だのＡＯだの地域枠だの入り乱れ、私のように「一発勝負」の入試しか知らない人間にはわけが分からない。何はともあれ、多くの大学で「地域枠」はできている。私立大学でも、たとえば東京医大には茨城県や山梨県の特別枠がある。霞ケ浦や八王子の分院及びその「ジッツ」の人員を確保するためであろう。不思議なのは、大阪市大なんかにも地域枠があるようだが、これってどうしてなんだろう？　大阪には離島もないので、「僻地医療」はないことになっている。大阪の中で「誰もが行きたがらないところ」に飛ばされるって、「ヤバい」ところなのかね（実際には産科・小児科・救急などの、人気が薄い分野のための枠らしい）。

というわけで地方大学は地域枠で学生を「囲い込み」にかかっていて、ぼちぼちこの方式で入学した学生が医者になる頃であり、それなりに医療過疎の解消に役立つのではと期待されている。これはもちろん、地方大学の医局の権威の復活とは本来別物であるが、そうはいっても地方では大学と肩を並べる「ブランド病院」はそうそうないので、医者が多くなれば大学の力も戻ってくるだろう。

## 専門医制度は大学病院の逆襲の狼煙となるか!?

もう一つ、公式には誰も認めていないが、市中病院の側からして「大学の陰謀」ではないかと噂されているのが、専門医制度の改革である。

法律上は、医学部を卒業して医者になれば、何科の医者でも自称することができるが、もちろんそんなのが物の役に立つはずがない。一定の修業をして、内科なら内科の、その中でも呼吸器なら呼吸器の、専門家としての知識と技量を備えてはじめて、「何々科の医者」になるのである。それを誰が認定するか、というと、各専門学会である。だから内科学会が内科専門医を、その中でも呼吸器学会が呼吸器専門医の資格を、認定している。上述のように、今現在はまだ、この資格を持っているからどうこう、ということはなく、内科専門医資格を持っていなければ内科の看板を出せない、ということもないのだが、今後は重要視されるのだろうと思われる。というか、誰もが思っている。昔の学位と同じく、この「誰もがそう思っている」というのが肝腎なのである。

ところが各学会で認定の仕方もバラバラで、内科学会と外科学会でもやり方がだいぶ違う。また、内科学会の認定はかなりいい加減であって、むしろその先の、消化器だとか循環器だとか呼吸器だとか腎臓だとかの各領域《サブスペシャルティー》での「専門医」の方が重視され、「全体を診る内科医」というのは軽視されてきた。最近は「総合内科」というのが流行になってきているが、正直言ってそんなのは上辺だけである。そのことは後で書く。

いずれにしても、日本の「専門医」の認定はいい加減で、その更新もテキトーである、アメリカなんかはもっと厳しい（こういう台詞はどこでも聞くのだが）、という批判はずっと以前からあった。そこで厚生労働省が「専門医の在り方に関する検討会」というのを作り、その報告書を受けて、平成26年5月に、日本専門医機構というのが発足した。

そういうのができるとどうなるかというと、早い話が役所の指示を受けて、各病院を締め付けにかかるのである。上記のように2004年に多くの民間市中病院が臨床研修指定病院となったのだが、研修病院の条件を厳しくして、研修プログラムの整備提出及び審査とか、各種研修会開催の義務付けとか、なかなか一般病院では対応しきれないような条件をつけて、研修指定病院を選別しようとしている。

たとえば、内科の救急講習会の開催が必須となり、その講習会を開くには内科学会が認定したインストラクターが何人も必要、というような規定を設けている。一般的には病院内での救急研修は救急部や外科がメインになっていたのだが、「そういうのでは不可」だそうだ。いわゆるブランド病院を含む多くの大病院でも、この条件をクリアするのに大童である。中規模病院ではとても対応できない。

対応できないとどうなるかというと、そこの病院で「研修」しても、医者は専門医の受験資格をもてない。そうなると当然、研修医は集まってこない。なんたってそういう資格はこれから大事になるだろうと、「みんなが思っている」からである。ではそういう病院はどうするか、というと、単独では研修指定病院になれないから、対応可能な「基幹施設」の「連携施設」として教育の一環を担う、ということになる。お分かりと思うが、その「基幹施設」は、大抵の場合、大学病院である。他の大病院もなんとか「基幹施設」の要件に滑り込むよう努力はしているが、「自前でやれる」までで精一杯であり、なかなかよそを取り込もう、なんてとこまでは行かない。

まあ専門医制度改革がぜんぶ大学の陰謀の産物、でもないだろうが、大学病院がこれを奇貨として勢力回復に利用しようとしている、くらいのことはあるだろう。だから『白い巨塔』的な権力闘争は、形を変えて、続くのである。いつまでかって？　そんなの知らん。

# 第九章 医者の収入明細

## 医者はどのくらいもらっているのか?

ここでこの本書冒頭に挙げた疑問に戻ることにする。それは、そもそも、どうしてみんな医学部に行きたがるのか、医者になりたがるのか、ということであった。おさらいをすると、医者は収入が多く、生活が安定しているから、というのが(さしあたりの)答であった。これが果たして将来的にもそうであるかどうか、はしばらく措く。今現在において、本当にそうなのか、また仮にそうだとして、業務量(早い話が忙しさ)に見合うのか。これが次のテーマである。本章では主に、「どのくらいもらっているのか」を取り上げるが、本命の検討課題は「それは、この仕事に見合っているか」である。

ところが残念なことに、なかなかはっきりしたことは言えない。理由はいくつかあって、まず、個人差が大きいので、一般論でどうこうということは難しい、というのがある。しかしこれについては今までだって、私は自分の周囲半径数メートルの「事実」でもって独断と偏見を書いてきたのだから、今さらカマトトぶっても仕方がない。

その次に、「個人的経験」を書くにしても、私は医学部を卒業してから、医者以外の仕事を全くしたことがないので、世の中の人たちがどういう仕事をしていて、どのくらい忙しくて、どのくらい「もらって」いるのか、よく知らない、ということがある。比較をするにあたってその対照となるものがあやふやだと、こっち側の「データ」もどこをどう強調して提示したらよいのかが分からないことになる。私の親父は船乗りであって、タンカーで中東と日本を行き来して原油を運ぶのが主な仕事だった。その後50歳くらいで水先案内人となって、瀬戸内海を運航する船に乗り、あっち行けこっち通れと「案内」していた。これらがどんな仕事だったか、はなんとなく分かるが、どういう苦労があってどのくらい忙しかったのか、ということについては全くピンと来ない。

そして、私は、世の中の多数派である「会社員」という人がどういう仕事をなさっているのか、本当に知らないのである。以前、患者さんで会社役員の人とそういう話をしたことがあるが、あまりに私の理解が悪いので、イライラしたその方は、「先生たちも、会議とかされることがあるでしょう？　つまりは、ああいうものなのですよ！」とほとんど叱るがごとくに教えて下さった。さてしかし、我々にとって「会議」は単なる雑用で、ただ座って、「早く終わらないかなあ」とぼーっとしてるだけなので、ああいうのが「仕事」と言われてもなあ、である。

ただし世の中の仕事の大半はそんなものかも知れない。というのは、本書の担当編集者Sさんは、新人の時に、「作家との打ち合わせ」というのがいかなるものであるのか知りたくて、先輩に頼んで連れて行ってもらったという。終わった後、その先輩に、「打ち合わせって、要するに雑談することなんですか？」と訊ねて「バカ野郎」と苦笑された、と言っていた。その「雑談」にも、むろんそれなりの苦労はあるのだろうが、それは私ら医者の苦労に比べて上なのか、下なのか、見当もつかない。

そして何より、「どのくらいもらっているか」を読者に分かってもらうためには、具体的な数字を挙げるに越したことはないのは自明であるが、そんなことできるかよ、である。うちの親父の「稼ぎ」にしたって、母親から、パパの働きは良い（つまりは給料が高い、ということなのだろう）から有難いと思え、とか、それでも一時代前の水先案内人の人はもっと収入が良かった、とかいう「定性的な」話は聞かされたが、月収何万円なのか、なんて教えてくれなかった。私が唯一覚えているのは、私が3つか4つの時にピアノを買った（私は喘息になってすぐやめてしまい、妹がしばらくやっていたくらいだが）のだが、それが20万円、当時船乗りであった父の一回のボーナスでは払えなかった、ということだけである。こんなの50年も前のことだから、参考にはなるまい。

というわけで、読者には私の実収入を教えられないし、その一方、私の側でも世の中のことが分からない。そりゃあ、いろんな統計数字は調べれば分かることではあるだろうが、こういうのは「平均」で出てくるのが眉唾である。本当はこういう場合、集団の代表値はmedian（中央値）で出すべきであって……なんて話はよそう。

## その昔、東大病院の研修医は月10万円、私立医大だと2万〜3万円

それで、医者の収入である。圧倒的に開業医さんの方が収入が高いそうだが、私はやったことがないから知らない。ただし、知り合いで、地方がんセンター（県立病院）の勤務医を辞めてお父さんの跡を継いで開業されたあるドクターが、「もうカネは要らない。休みの方が欲しい」とおっしゃっていた。これから推測するに、相当違うのだろうな。「もうカネは要らない」なんて台詞は、そう簡単には口にできないだろうし、私には想像もつかない。

私が知っているのは勤務医の世界だけであるが、これにもかなりの開きがある。私が卒業したての頃は、東大病院研修医の給料は月10万円ちょっとくらいで、これでも恵まれている方だった。私立大学の研修医（当時、卒業生は原則としてそこの大学病院で研修する、というのもすでにご紹介した）は、医局費とかなんとかの名目で種々さっ引かれて月2万〜3万円という、小遣い銭にもならないというのがザラだった。

しかし当時も、違いがあるところはあって、地方の県立病院などでは僻地手当みたいなもの（正式名称は勤務地手当、とかなんとか称したと思うが）がもろもろ入って、卒後2、3年目の研修医もしくは若手医局員でも結構な給料になって、田舎だとカネの使い道もないからすぐに車が買える（ただしそもそも車がないと通勤もできない）、というような話もあった。あ、以下すべてそうだけど、真偽は確認していないから、本当か？　と念を押されても知らないからね。

さて私の話に戻るが、その後、大学病院に入局してからも、医局員の給与はそんなに変わらなかった。月1回程度の当直料も込みで、20万行くか行かないか、くらいだったと記憶している。30歳前の大学病院勤務医の待遇はだいたいそのくらいで、ではみんなどうしているかというと、アルバイトである。これについてはまた後で述べる。

## ヒラの勤務医28歳が、いちばん稼げた横浜の市立病院

私がそれなりの収入を得るようになったのは、1990年に、横浜の市立病院へ自分で勝手に「出向」してからで、この経緯はすでに書いた。当時28歳の私は、いきなり高給取りになった。これは横浜市の気前が良くて、勤務医に椀飯《おうばん》振る舞いしていたというわけではなく（ただし、財政状況が厳しかった神奈川県では県立病院の医者の給料はすごく低く抑えられていたそ

うだから、そういう事情も多少はあったかも知れない）、給与体系が、「そのくらいの医者」に対してやたらと手厚かったのである。それは、不公平もしくは不条理と言ってもよいくらいだった。

私はもちろん、ヒラの医局員で、内科とは別の「呼吸器科」で部長の下についていたが、ヒラは、超過勤務が月99時間まで算定された。もちろん基本給はそれほどではなかった（それでも大学病院よりはるかに高い）が、月99時間の超過勤務手当は、積もり積もって、どうかすると基本給と同じくらいになった。

当時の私の生活は小説『見送ル』（新潮社）に書いたので詳述は避けるが、それなりに一生懸命働いていたので、月99時間なんて、毎月余裕でクリアしていた。この超過勤務手当の支払日は、給料の支払日と別になっていたから、給料日が月に2度あるようなものである。99時間以上の超過勤務分はカットされるのであるが、一度、事務が間違えて、２００時間近くの超過勤務をすべて算定してしまった時の手当は、ボーナスが来たのかと思ったくらいであった。

しかしながら、ヒラの医局員はそのうち「昇格」して副医長、医長、部長となるのだが、副医長になった途端に超過勤務手当は年に（月に、ではない）60時間と、申訳程度のレベルにまで落とされる。内部にいる者はこの内情を知っているが、外から赴任してきた人間には分からない。ある時、神奈川県内の大学病院から赴任してきた私より5つ6つ上のドクターは、「内科部長の面接の時に、『先生のキャリアだったら、（ヒラの）医員ではなく、副医長だよね』と言われて、俺は喜んでしまったんだ……バカだった……騙された……」と大いに嘆いていた。それはそうだろう。その肩書きと引き換えに、給料が半分になるのだから。

私はこの病院に6年間いたが、後半は、なんとか私を副医長に「昇格」させようとする事務から逃げ回る日々であった。私の収入が自分よりも高いことを知った部長も途中から事務に加担して来たのには参ったが、結局のところは逃げ切って、ヒラの医局員のまま、がんセンターに異動した。

ところがどっこい、そのがんセンターの給料たるや、比較するのもバカバカしいくらいのガタ落ちである。赴任1年目はその前年の収入に対する税金がかかるので、手取りとしては一気に約4分の1になった。がんセンターの事務担当の兄ちゃんは、前年の私の収入を見て、「不動産でも処分なさったのですか?」と訊ねやがった。「いえ、横浜市から、毎年、このくらいもらっていました」と答えたところ、「はあ……大変ですね、先生」と同情されてしまった。

それでもがんセンターに13年いるうちに、多少なりとも給料は上がってくる。それは、年功でということもあるが、がんセンターの給与体系も変わって、途中から超過勤務が一部認められるようになったことにもよる。ただしそれでも横浜でのヒラ医局員時代の給料に追いつくことは、なかった。だから50歳を前にして、30歳そこそこの時点より、報酬は下だったのである。

## 大学病院の医者はさらに薄給

まあこれ以上自分のことを話していても仕方がないので、あとは端折る。私はその後、2回異動しているが、どっちが高いかは別として、病院によって報酬には大きな差がある。基本給はどこでもそんなに変わらないが、超過勤務他の手当がどうつくかで雲泥と言ってよいくらい違うのである。

大学はどうか。がんセンター時代の私の同僚で、大学教授になったのが何人かいるが、その一人の外科医は「給料が半分になった」と嘆いていた。もう一人の内科医は、奥さんも私の知り合いの医者であるが、教授に転身したちょっと後で奥さんが「里見先生、聞いて下さい、この人ったら、大学の給料がどのくらいなのか聞きもしないで、教授になってしまったんですよ！」と、その先生の面前で文句を言っていたから、推して知るべしである。ちなみにいずれも名門の私立大学に勤務している。

以上まとめると、勤務医の収入は病院によって大きく違い、その差は主に各種手当による（だから年功と無関係である）。一方、大学病院の医者は、教授といえども薄給であるということである。

そうなると、論理的な帰結として、教授でない、もっと下の大学病院の医者は、さらに薄給であるということになる。横浜の病院のごとく、下には超過勤務手当がつくという話は、大学病院では聞いたことがなく、実際に、平均的なところは年収で300万〜500万円くらいであるらしい。ただしこれは「大学からもらう」給料であり、実際の収入の大半はアルバイトで稼ぐのである。前章で、権威の失墜した教授が医局員から、「いいバイトを紹介して下さい。それが教授の務めでしょ」と言い放たれたという、あれだよね。

## 医者のアルバイト容認は、ちゃんとした医療を提供していない証左

バイトにはいろいろなものがあって、大別すると臨時のものと、定時のものがある。臨時のものには、新入社員や大学新入生の健診とか、もしくは救急病院での当直などがある。これに対して定時のバイトは、診療所や中小の個人病院の外来などが主なもので、たとえば毎週火曜日の午前中の内科外来をやる、とか、隔週水曜日の午後、呼吸器外来をやる、なんていうのである。その辺の個人病院のHPで「外来診療表」というのをチェックすると、外来に出ている医者のうち、どのくらいがそういう「バイト（非常勤という表示になっていることが多い）」で派遣されているのかがすぐ分かる。定時のバイトとして救急当直を請け負っている者もいたが、私は身体虚弱なので、わずかな大学医局員時代でも、泊まり込みの外勤はしていなかった。

これでどのくらいになるかというと、午前なら午前、午後なら午後を1単位（1コマと称す

る）として、外来で3万～4万円、一晩の救急当直なら10万円くらいというのが相場だった。今はもうちょっと違うかも知れないが、そんなに大きな違いはないと思う。

だから、週2コマ外来をやって、週末にでも一泊の当直を隔週でやれば、月では50万円くらいにはすぐになってしまう。本業である大学病院の月給なんて、あっという間に超えてしまうのである。「いいバイトを紹介して下さい」という台詞が、冗談でも何でもないことが、これでお分かりいただけると思う。

ではそれでいいのかというと、あまりよろしくない。私は以前から、バイトが嫌いであって、大学を離れて以降はやっていない。いくつかの病院はバイトOKであったが、そういうところでもやったことはない。書生論と言われるかも知れないが、以下その理由を述べる。

まず、私の頃は、卒業したての研修医でも外来や当直のバイトOKであったが、そんなのやっていいのか、というのはどなたも感じることだろうと思う。大丈夫かというと、大丈夫のはずはない。ずいぶんと危なっかしい医療が蔓延《はびこ》っていたと思われる。しかし、なにせ、たとえば私立大学病院では研修医の給料は月2万～3万円なので、やらないと生活できないのは明らかである。「仕方がない」と黙認されていた。

これについては、2004年に臨床研修制度が切り替わって以来、初期研修医には最低月30万円程度の給料が保障される代わり、研修期間中はアルバイト（外勤）禁止となっている。だからまあ、現在ではこの問題はクリアされたとしよう。

　ところが初期研修が終わった途端、そういう最低限の保障はなくなるので、たとえば大学病院の若手医局員は初期研修医以下の薄給に逆戻りで、かつ、前章までの「医局制度」解説で書いた通り、どうかすると医局費や大学院学費などを上納する必要がある。だからバイトで生活費を稼ぐのは必須になる。医療レベルとしては、初期研修を修了すればそんなにアブナいことはないにしても、もう一つ、大きな問題が残っている。

　それは、とくに定時のバイトが入っていると、その間は本来の勤務先である大学なり病院なりを留守にしないといけない、ということである。要するに、休んでいるのと同じである。その間に自分の患者の状態がどうこうなったらどうするのか。同僚に頼む、ということにはなっているのだが、当然のことながらそういう「お留守番」では本腰を入れて診療はできない。とにかく、「本来の担当医が帰ってくるまでの間に合わせ」程度である。

　まだそれでも入院患者については、病棟ナースもついているので、なんとかなることが多い。外来患者についての照会となると、そういう「代理」ではほとんど話が通じないから、電話なら「またかけ直して下さい」としか言えない。私もよく、大学病院の患者が自分のところへ転院して来たり、救急で搬送されてきたりして、状況を確認しようと担当医に電話をかけ、「何々先生は本日、外勤日です」とか言われて困ることがある。というより、こういうのはめちゃくちゃムカつく。こいつは真面目に患者を診ているのか。

しかし、その医者にとってみれば、収入ベースではむしろバイトの方がメインであるから、穴をあけるわけにはいかない。またそういう外勤先は、医局として確保して医局員に配分していることが多く、「サボる」わけにはいかないのである。だから、自分の受持ち入院患者が死にそうであろうと、外で急変していようと、雨が降ろうと槍が降ろうとアルバイトは休めない、ということになる。

私は、何人かの大学病院の、優秀な医者から、「大学にいる者にとって、外勤は必須で、duty（義務）なのです」と言われて暗然とした。そいつらも、そんなことでまともな臨床ができるものかと、分かってはいるのだけれどもどうしようもないらしい。ただし、私は、無理を承知で、こう考えている。自分のところに勤めている医者に、自分のところでの仕事に専念できる環境を与えることができないような病院が、ちゃんとした診療を提供できるわけがない。

## 患者からの付け届けがあることが「前提」だった昔の病院

さて、「医者の収入」を語る上で欠かせないが、なかなか表に出て来ないのが、患者からの付け届けと製薬会社からの「報酬」である。これまた書きにくいことであるが、なんとなく呟いてみる。以下は独り言だと思っていただきたい。

私は以前から、「患者からの御礼」は断るべきではないと主張している。それは人情に悖《もと》ることである。このことは私が最初に出した本『偽善の医療』（新潮新書）でも1章を割いて詳述したし、2015年10月に出した『医者と患者のコミュニケーション論』（新潮新書）にも改めて書いたので、そちらを参照していただきたい。

読者の誰もがその名を知っている、ある有名ブランド病院では、その昔、新入の医局員に対してのオリエンテーションで、事務が、「当院からの給料は、申訳ないが、このくらいです。あとは、患者さんから、もらって下さい」と言い放った、という都市伝説がある。だから「もらう」のは公然のことだったらしい。ちなみに欧米では、「日本の医療費が安いのは、患者からの個人的謝礼がカウントされていないからだ」という指摘もあるようだが、これはやっかみである。アメリカの医療費なんて、日本の「金一封」レベルとは桁が二つ三つ違う。

どのくらい差し出されるか、は病院によってだいぶ違う。私もいくつかの病院を渡り歩いたが、どこが多いかは措くとして、ほとんど争うように差し出されるところと、そういう風習というか慣習が全然ないのか、と感じられるところがあった。科によっても差はあって、昔の外科医は相当懐に入れていたらしいが、最近は、「贈り物お断り」の風習が根付いてきたのか、どこでも少なくなったようである。

こういうのに絡んで、嫌な思い出もある。ある時日曜日に私は、若い患者の叔父さんにあたるドクターと話をしていた。そのドクターは、若い姪が大病を患ったので心配していて、担当医と直接話をしたいのだが、なかなか忙しくて患者の見舞いに来られないということであった。その日は、私はどうせ病院に来るのだからと、病棟のデイルーム（談話室）でご挨拶することにしたのである。すでに病状のことなどは患者本人から十分に伝わっていたので、一つよろしくお願いします、というような話だけだったが、帰り際にその先生は私に封筒を出され、私は受け取った。中には、その先生の名刺と、その他の身内の連絡先が書かれたメモが入っていた。患者自身は、あまり心配をかけたくないと、ごく限られた連絡先のみ病棟に伝えてあったようだ。

しばらくして後、病院内に掲示された職員への通達に、こういうのが出された。「患者からの投書として、『当院の医者は患者の身内から、金品を受け取っている。その患者の身内も医者のようである。こういうことで患者の診療に不公平が生じるのは耐え難い』というものがあったので、気をつけるように」。ああ、俺のことだな、と思ったが、もちろん放っておいた。私が金品を受け取っていたと誤解するのは勝手だが、それで診療に不公平が生じると想像するのは僻み根性である。実際、本当に「御礼」をもらっていても、それで診療に差をつける医者は、まずいない。

## 行くだけで5万円のお車代が出る製薬会社のセミナーがかつてあった

さてもう一つ、業者との関係である。有り体に言えば、薬屋（製薬会社）から我々は、ワイロを受け取っているのかどうか、ということである。そこで身を乗り出さないでいただきたいな。

私は、残念ながら、あからさまなワイロを受け取ったことはない。なぜかというと、甚だ残念なことに、差し出されたことがないから受け取れないのである。なぜ差し出されないのかというと、私は、ある特定の薬剤を承認するか、とか、そこまでいかなくても、病院内で採用するかどうか、ということを決める権限を持ったことがない。そんな相手に対しては、薬屋としても、鼻薬を利かせるメリットがないのである。

ただし以下につらつら述べるように、講演会その他の活動により、製薬会社から謝礼を受け取ることはあったし、今でもある。よく、役人や議員がこれを賄賂と混同して問題視するが、役人などは許認可の権限があるし、議員は役人を動かすことができるからそういう目的で金品をもらえばワイロになるのである。つまり、役人や議員は、自分たちがワイロを「取れる」立場にあるから、そうでない他人の行動についても変に勘ぐるのであって、我々は、まことに迷惑をしている。

とは言いながら、以前は確かに、薬屋にも下心があって、なるべく自分のところの製品を使ってもらうため、いろいろと医者に金品を提供することが多かった。私が若い時は、製薬会社主催の新薬発売記念講演会とか、5周年記念セミナーとかには、ただ聞きに行くだけの研修医に対しても、その後の立食パーティーでタダで飲食させた上に、3万円とか5万円とかの「お車代」が出たのである。500人や1000人を超える会なんてザラだったから、かなりの出費であったと思う。

## 自慢じゃないが、よく講演を頼まれた

最近は、さすがにこういうのは、ということになって、取り決めでなくなったようである。講演会でも、司会をやるとか実際に講演をやるとかいう「役割」を振られるものだけが「報酬」に与る。話によると、メーカーによっては一回の講演料が20万～30万円になることもあるそうだが、私自身が頼まれるのはずっと慎ましく（?）、一回7万～10万円程度が多い。これらは現在ではすべてネットで公開されている。

その講演会も、自社製品の売り出し記念、というより、本音はそうであっても、たとえば肺癌治療の最近の話題、とか、副作用対策の進歩、というような「一般的な」テーマで行われることが圧倒的に多い。

そういうところで私は、かなりの数の講演依頼をされた。その理由は、なんたって私は話が

うまいからである。これは自慢に聞こえそうで、あまりおおっぴらに書きたくはないのだけれど、本当だから仕方がない。もう一つ、ついでのことに手前味噌を並べるが、私はデータの見方についてそれなりに詳しい。若い時から生物統計学の先生たちと仲良くしていて（その代表が、中外医学社から出ている拙著『誰も教えてくれなかった癌臨床試験の正しい解釈』の監修をしてくれた吉村健一・金沢大学特任教授である）、それを生物統計学の（つまり数学の）言葉でなく、あくまで臨床の医者の言葉で語るから、分かりやすくてためになると人気抜群であった。

これでがんセンターの頃も、あちこち講演に呼ばれていたが、思わぬところから横槍が入った。国会の委員会で旧民主党の某女性議員が、（私のことではないが）「国家公務員の医者が、あまりにそういう活動で、製薬会社から報酬をもらうのはいかがなものか」と質問をし、それに震え上がった事務方が、医者に対して講演の自粛令を出したのである。それは、製薬会社とは直接関係のない、医師会の勉強会などに対しても、まかりならん、というナンセンスなものであった。旧民主党の人たちは生産的なことは不得意であるが、こういう、「人のやることを邪推してケチをつける」段になると、非常に能率良くことを運ぶ。

私は、「どうして私が講演に呼ばれるかというと、私の話が面白くて、分かりやすくて、ためになるからだ。だいたい、がんセンターの医者がそういう講演を頼まれなくなるということは、がんセンターとして終わりではないか」と主張したが、「本来業務に専念せよ」という通達が出るのみであった。「本来業務とは何か。ためしに病棟に上がって、誰でもよい、レジデントでも、ナースでも、患者でも、つかまえて聞いてみたらいい。一人でも、里見は患者を診ないとか、病棟に来ないなんて、言う奴がいるか。誰に聞いたって、必ず、あの先生は休日でもいつも病棟に来ているし、何かあったら夜中でも明け方でも患者のところへ行く、と答える。一人でもそうでないと言う者がいたら、私をすぐクビにしてくれてもいい」とさらに抵抗したが、「そういうことではない」としか答がなかった。「どういうことか」というと、つまり、午前9時から午後5時までは中で勤務していて、そこでは鼻毛抜いていようが居眠りしていようが、とにかくよそには出かけない、というのがお役所の規定する「本来業務」なのだそうだ。

ただしその後、がんセンターは独立行政法人になって、すべての講演活動は許可される、というより、むしろ、積極的に啓蒙活動せよ、と「奨励」されている。要するに私があの時言った通りになっているのである。どの面下げて、いけしゃあしゃあとそんなお触れを出すかね。ちなみに地方自治体の病院(都立とか、県立とか)ではまだ規制は非常に厳しいようである。つまりはすべて、事務方のご都合主義で決まる。

## 結論、医者の収入はいろいろ掻き集めれば、それなりになる

しかしながらここ数年、私に対する講演依頼はめっきり減った。これも、謙遜したり言い繕ったりしても仕方がないので正味のところをぶっちゃけるが、その理由は私がスポンサーの製薬会社の意向に反することを言うからである。

やはり、「学術講演会」であっても、本音は自社製品のプロモーションであるから、自分のところの薬についてはデータを良く言ってもらいたい、というのは営利企業として当然のことである。これはどこかの会社がやったように、データそのものを改竄《かいざん》するのではなく、同じデータを「良く見せる」「好意的に解釈する」というものである。早い話、スポーツ報知が、ジャイアンツが負けてもエースが好投したとか新人が活躍したとかで、「明日につながる」と見出しを打つようなものである。

しかし私は「分かりやすい」のをモットーとしているので、負けは負け、と容赦なく出す。何より、生物統計学に詳しいことを「売り」としているので、「好意的な解釈」をせず、数字が持つ「本来の意味」をそのまま語る。もう一つ、私には、ウケを狙うという悪いクセがあるので、どうかするとそれを誇張して話す。だいたいこれで、メーカーにとっては最悪のプレゼンテーションができあがる。

とくに最近、私はあまりに高い薬価に警鐘を鳴らすことに力を入れているので、メーカーに

とっては始末に負えないようだ。それはそうだろう。せっかく苦労して、従来の薬よりもわずかながら高い効果を「証明」したデータについて、「この効果は、薬価に見合わず、コストパフォーマンスが悪過ぎる」なんてまとめられたらドッチラケである。そのくらいだったら、少々面白くなくても、「メーカーの意向通り」に話してくれる医者の方が重宝され、お声がかかることが多くなる。

負け惜しみと思われるのであればそれでも構わないが、上記の一つの証拠として、この2、3年、私には社内講演、つまり製薬会社に出かけて行って、そこの社員を相手に教育講演をする、というのが非常に増えた。社内のことだから、外部の顧客（医者）には「聞かれてはマズいこと」が漏れないのである。あるメーカーの担当者は、私にこう言い放った。「先生の話は、ドクターには、怖くて聞かせられません」

だいぶ横道にそれた。もとに戻るが、医者の収入は、勤務医の場合、そこの給与体系によって大きく異なるが、「好ましからざること」を含めていろいろなところからのものを掻き集めると、確かにそれなりのものにはなるのだろう。しかし問題は、それが果して仕事に「見合う」ものであるか、ということであるが、これについてはまた次章。

# 第十章 医者はどれだけ忙しいか——勤務医の生活

さて、前章でお話しした、医者の「実入り」はその仕事に見合うものなのかどうか、というのが本章のテーマである。

前章から引き続いての言訳で恐縮だが、私は世の中の方々の「お仕事」がどのくらい大変なのかをよく知らない。だから今回は前回よりもさらに書きにくい。「自分たちはこんなに忙しい、大変だ」と強調したつもりでも、「なんだそんなもんか」と思われてしまう、という可能性が大いにあるからである。

もちろん、公務員や会社員の中に非常に忙しい人たちがいるのは私でも知っている。以前、たぶん私が最も働いていた横浜の病院勤務の時に、患者さんの息子さんに通産省（当時）の若手官僚の人がいた。私と同じくらい、30歳前後だったが、お互いに「そんなに忙しいんですか！」と驚きあった覚えがある。その人は毎日午前1時とか2時とかまで仕事をしておられたそうで、明らかに私より帰りが遅い。「でも、僕らは日曜日は休みますからねえ。先生は出て来てるから、やっぱ先生の方がきついんじゃないですか」と言って下さったのは、如才のないリップサービスだったのだろう。

## 癌でなくても「がんセンターへ行け」と言う開業医

さて、いつものように、以下、主に勤務医の生活についてご紹介する。開業医の先生については、正直分からない。

とはいえ、どの業界もそうではあろうが、開業医の先生もピンキリであるのはある程度察しがつく。開業されていて、時間外であろうが休日であろうが、自分のところに通っている患者さんの面倒をちゃんと見る方は、我々など及びもつかないほどお忙しいことと思う。とくに、在宅でのお看取りつまり、「家で死にたい」という末期の患者さんを自宅に往診して亡くなるところまで世話をされるのは大変である。私も何人かそういう先生を存じ上げているが、私がお願いした患者さんについて、「午前3時にご自宅で死亡確認しました」などと報告を受けた時は、思わず電話口で最敬礼してしまう。

一方、いろいろな事情はおありであろうが、ちょっと面倒になるとすべて病院に丸投げ、という方も、残念ながらおられる。以前、私ががんセンターに勤務していた時、医局の先輩で開業している先生から患者さんを紹介された。癌の疑い、ということだったが、調べたところ癌ではなく、別の病気であり、ただし幸いそれについてはとくに治療を必要としないものであった。その旨を報告して、その先生にお返しした。ところがその後で患者さんの調子がちょっと悪くなり、件の開業医の先生に連絡したところ、内容も聞かずに「がんセンターの里見のところへ行け」と言われてしまったそうである。しかし「癌ではない」とすでに診断がついてしまっている患者を、がんセンターでどうこうすることは難しく、困ってしまった。

その医院に電話をすると、午後5時を1分でも過ぎると「今日の診療は終わりました。具合の悪い方は○○病院か××病院を受診して下さい」というテープが流れる。留守録に吹き込むこともできない。患者さんに聞くと、時間内でも電話して相談しようとすると、とにかく「大きな病院へ行け」としか言われないそうである。ここまであからさまに「面倒を避ける」のもどうかと思う。

## どんなに忙しくても好きで勝手に働いていた幸福な「やり甲斐」時代

それはともかくとして、「私が知っている」勤務医の生活の話に戻る。なんだかんだ言って、医者は忙しいというのは、世間でも常識になっているらしい。横浜での病院勤務の頃、独身の私にはいろいろと見合い話があったが、「医者だから」という理由で先方から断られることも多かった。

今から20年余り前の話で、まだ日本の景気もそこそこ良くて、もっと楽な仕事で（かどうか分からないが）、「医者くらい稼ぐ」人はそれなりにいて、医者は敬遠されたのである。医者も多少は収入があるのかも知れないが、「とにかく忙しくて、割に合わない」ということである。まさに今回のテーマだね。まあ私は毎月２００時間近い超過勤務（当直勤務をしている時間はこれとは別）をこなす生活であったし、「忙し過ぎる」という表現も的外れではなかっただろう。しかし考えてみれば、そういう「天秤にかける」判断がなされたのは、今のように「猫も杓子も医者に」というのよりも健全な時代であったのではないかとも言えよう。

横浜時代の私は、一人前の医者として診療にあたるようになったことが面白くて仕方がなかった。その頃の患者は、今のように寝たきりの年寄りが主体、ということもなく、中年の肺癌の患者や若い喘息の患者を中心に、張り切って診ていた。これは高齢社会がここまで顕在化していなかったためだろうが、もしかすると上司の部長がうまいこと「どうにもならない高齢者」を避けるように工作していたのかも知れない。

その頃の私のスケジュールをここに記しても「どのくらい忙しかったのか」をお分かりいただくのはなかなか難しいと思うので、ごくかいつまんで書く。外来は週に1日半（午前午後の日と、午前のみの日）と少なめだが、気管支鏡検査が同じく週に1日半あった。病棟では常時20人前後の患者を抱えていたが、当時は電子カルテではなかったので、伝票もカルテもすべて手書きである。20人患者がいると、毎週5人や10人の入退院はあるので、治療方針の説明や退院の際の面談なども相当の時間を食う。加えて、胸部CTの読影とレポート作成を毎日10～15件くらいやっていたが、これに取り掛かるのはだいたい夜8時か9時のことが多かった。さらに、必要な時には肺血管造影やCT透視下での生検（病巣に針を刺して細胞を採取し、癌かどうか調べること）など、普通は放射線科の仕事であることまでやることもあった。さらに、部長が病棟に整えた設備を使って、右心カテーテル（静脈からの心臓カテーテル検査）までやった時期もあった。これは通常は循環器内科の領域である。

最も熱心にやっていたのは、気管支喘息患者の救急治療であって、私自身が喘息の患者だという思い入れから、部長からは「あれは奴の趣味の世界」と言われるほどだった。基本的に、自分の患者の調子が悪くなって救急外来を受診した、という連絡があればいつでも対応した。当時は携帯でなくポケットベルを持ち歩いていたが、それを一時的に切らねばならない時（たとえばコンサート会場で、など）はその前に救急外来に電話をして「俺の患者は来ていないよな？　3時間ほどポケベルを切るからな」と伝え、終わってまたスイッチを入れる際には「俺の患者から連絡はなかったか？」と電話で確認する。時々様子を見に来ていた母はこれを聞いて呆れ果て、「それじゃあお前、気の休まる時なんてないじゃないか」と言っていたが、当時は「気を休める」という発想がなかったと思う。もっとも、この「俺の患者」は若い患者限定であり、「あいつは患者を差別する」という悪評も立っていたが。

そういう日常臨床に加えて、大学の医局から離れ、独りで研究をして論文を書いて名を上げよう（もちろん部長の政治力は借りたし、何かと面倒は見てもらったが、「業績を作る」仕事はほとんど自分だけでやっていた）と意気込んでいたので、どんどん仕事を増やし戦線を広げていた。ヒラの医局員なので、会議など管理業務のような雑用はほとんどない。だから忙しいけれど「好きで働いている、勝手にやっている」という、幸福な期間であったと思う。小説『見送ル』（新潮社）にも書いたが、それは私の「青春時代」とも呼べるだろう。

こういう具合に考えていくと、仕事が収入に見合うかどうか、というのは、拘束時間が長いか短いかや忙しいかどうかなんて二の次で、ベタな言葉を使えばどのくらい「やり甲斐」があるか、という話になる。その意味では、前章で出した外勤（アルバイト）で稼ぐ、というのはどんなに高い収入になっても「割が合わない」ということになりそうである。

## 「日曜日は楽だな。朝6時まで寝ていられるから」

しかしここでこれを結論にしてしまうと先へ進まないので、ひとまずそういうことは措いて、

「勤務医はどのくらい忙しいか」という話を続ける。順番は前後するが、横浜時代の私のように独り立ちする前、修業時代はどうか、を見てみることにしよう。昔はインターン（見習い）制度があったが今は日本では卒後すぐに医者になって、ただし研修医として働く、ということは以前ご紹介した。なお、私が書くものには「レジデント」という言葉がよく出て来る。これは研修医に対しても使うが、がんセンターなどでの「レジデント」は初期研修が修了した若手（卒後3年目以降）の修業中の医者を指すので、時として紛らわしいからご注意いただきたい。

私はがんセンターに初期研修医の時に半年いて（これは実は研修医制度のルールに違反するのだが詳細は省く）、その後数年してスタッフ医師として戻り、13年勤務した。その時の経験をもとに、がんセンターの医者連中を批判的に書くことも多いが、色眼鏡なしで見て彼らはよく働いていたと思う。

とりわけ外科のスタッフは、朝が早い。とくに私が研修の頃はそうだった。柔道家としても有名であったN先生は、朝6時には病棟の回診を始めていた。そうなると、その下につくレジデントどもは、N先生が患者のところに行くまでに、その朝の患者の状態を把握し、回診の時に報告しなければならない。患者はむしろいい迷惑で、午前5時過ぎにレジデントに叩き起こされて「どうですか？」なんて聞かれなければならない。「昨夜は眠れましたか？」「なかなか眠れなかったのですが、やっと眠れたと思ったら、今あんたに起こされた」てなもんである。

内科で研修していた頃の私も、それなりに働いていたつもりであったが、外科のレジデントがポツリとこう呟いたのには驚いた。「日曜日は楽だな。朝、6時まで寝ていられるから」これはシャレでもなんでもなく、心底からの言葉のようであった。その頃、妻子ある身のレジデントが病棟ナースと不倫の末、ナースを殺して自殺してしまった、という大事件が起こったが、がんセンター内では「あまりに働き過ぎて気が違ったのだろう」という同情論をよく聞いた。

そういうこともあって、私がスタッフになって戻って来た頃には、N先生の下についていたそのレジデントたちがスタッフになり、レジデントを引き連れて回診していたが、さすがに朝6時なんてのは滅多になかったようである。それでも、自分の受持ちの患者を診て回って、さしあたりの処置を行い、その後、病院の食堂で朝食をとりながら全体の打ち合わせなどをし、それからめいめい外来に出るなり手術場に入るなり、というその日の持ち場に向うのが午前9時よりもずっと前であるから、随分と早起きはしないといけない。

## 私は土日も休まない。正月、連休も一日も欠かさず病棟へ行く

私たち内科の医者は、朝食は自分の家でとって来ることが多い。出勤して受持ちの患者のところを診て回って、その後朝のカンファレンスで研究の打ち合わせや文献のレビューを行う。そしてその日の連絡事項を確認して外来その他の持ち場に向うのがやはり午前9時前だから、

それなりに朝は早い。

それでがんセンターでの私のスタッフ生活はどのようなものであったか。外来は週2回だが気管支鏡検査は専門の内視鏡科がやり、その他横浜の時にやっていた「他領域」の仕事はない。その一方、入院患者数は多い時で25〜30人に上り、週に10〜15人の入退院があることもザラだったので、それだけを比較すると横浜時代よりもこちらの方が数は上である。実際、面談にとられる時間は膨大で、これで結構ヘトヘトになった。ただしがんセンターでは病棟患者はレジデントとペアで診ていたので、全体の業務量はそいつのレベルに大きく依存する。たとえば私ががんセンターで最後に一緒に仕事をしたのはGという男で、東大の後輩にあたるレジデントであるが、こいつは抜群に優秀かつ有能だった。そういう「部下」に恵まれた時期は相当ラクができた。ただしがんセンターでは、くっついているレジデントが馬鹿だと精神的にきつく、無能だと肉体的に辛い。

当時、がんセンターの医者どもはよく、大学病院の医者について、「奴らは朝9時に出勤するんだとよ。そんなんじゃあ、仕事にならんだろう」などと馬鹿にしていた。我々は、「さしあたってしなければいけないこと」は9時までに済ませる。それからは、自分の業績のための仕事をする。手術をする外科医はむろんのこと、CTにはりついてデータを取る者、病棟で患者データを収集する者、患者からの検体を扱う者、とにかく「臨床が飯の種、患者が業績の源」である、と考えていた。それに比べ、大学病院は、業績の源は実験などの基礎研究であり、患者診療は雑用、収入源はバイトである。ここでもまた、「どんなに忙しくても、やり甲斐のある仕事ならば苦にならない」という原則論が顔を出してしまうなあ。どうも本章は綺麗事になってしまって気が引ける。

ついでにここで休日について記しておく。基本的に私は今までの勤務医生活で、土日に休んだことはほとんどない。例外は、がんセンターで、Gのような優秀なレジデントが自分の患者をカバーしてくれている時で土曜は時々休んだ。日曜日は下手に休むと、なにかあった時に月曜がきつくなるだけであるし、また日曜日に予約入院を入れて、月曜から治療できるようにすることも多かったので、まず休んだことはない。休日出勤についてはまた後の章でも触れる。正月や連休なども、ほとんど一日も欠かさず一回は病棟に出て行くことが多い。ある時病院側から、「労働基準監督署がうるさいから、出て来るのは勝手だが、タイムカードを押さないでくれ」と言われたのにはさすがに気分を悪くした。「どうしてそんなに出て来るのだ?」と訊かれたこともある。「まあ、ナースや研修医に24時間任せっきりでもいいような患者は、そもそも入院していてる必要なんてないですからね」などと嘯くことにしていた。

## 枕を噛んで声を殺して泣く救命センターでの研修医時代

ここでまた話は前後するが、私の修業時代、最も肉体的にきつかったのは、卒後2年目に救命センターで研修医をしていた時である。この期間はわずか半年ではあった（その後がんセンターの研修に回っている）が、強烈な印象が今も残っているので、ちょっとだけ触れておく。

ここでは「やり甲斐」の何のなんて、生易しい言葉は吹っ飛んでしまっていた。

救命センター専属のスタッフは12人、内訳は一般外科4人、脳外科3人、整形外科3人と内科（主に循環器科）2人であった。12人のうち、本来の救命医学の専門家は部長を入れて4人で、残りは外科や内科からの「出向」であるが、その出向期間中はもともとの外科や内科での外来や検査などの仕事は免除され、とにかく救命センターの業務に専念することになっていた。

そして研修医は、卒後2年目の者が、呼吸器内科志望の私を含め3人いた。あと2人は循環器内科と形成外科をそれぞれ志望していたが、いずれにせよ救命センターにいる間は将来の自分の専門性などを考えず、交通外傷であろうが自殺未遂であろうが運ばれて来た患者を診ろ、ということであった。

ここには研修が決まった時点で一度挨拶に行ったが、「足手纏いになると思いますがよろしく」と頭を下げたところ、「そりゃあ、足手纏いだよ」と、お前らが来るのは迷惑だと言わんばかりの答が返ってきたのにはびっくりした。猫撫で声で「是非、若い人に来てほしい」などと勧誘する大学の医局とはえらい違いである。

日中はスタッフが7、8人と研修医3人、夜間はスタッフの当直が3人に研修医は2人である。つまりスタッフは4日に一度の当直がある一方、研修医は、3人のうち、その日家に帰れるのは一人だけである。これを称して「外泊を許す」ということであった。残り2人については、「常時、一人は起きていて、病棟にいること」と言い渡されていた。何をするかというと、定時の注射や処方の他に、褥瘡（床ずれ）を防ぐために患者の体位交換をナースがするのだが、その手伝いなどである。「どうせお前らにはそのくらいしかできないから」というのが指導医からのお達しである。ナースも心得ていて、患者の状態の変化などについて相談する際には、研修医等は相手にしない。スタッフの当直に聞くのである。そこから「あれをやっておけ」と言われてやるのが研修医の役目である。

その夜「外泊」していない研修医は、2人で相談して、午前2時を境に交代することとしていた。救命センターの端に2段ベッドが3つ置いてある当直室があって、「時間だよ」と起こしに行くのである。その隣にはスタッフの控え室があったが、夜間には研修医はそこにいることを禁止されていた。とにかく病棟にいろ、ということである。もちろん、救急車で患者が搬送されてくれば、寝ていた研修医も叩き起こされて処置にあたる。普通はこれで徹夜になる。

救命センターに担ぎ込まれてくる患者の初期治療については、そういうドラマが増えたので、お馴染みの方も多いだろう。気道の確保、点滴の挿入、心臓が止まっていたりしたら心臓マッサージ、等々、1人の患者に最低4、5人が取りついておのおのの処置にあたる。中で重要なのは気道確保で、自分で呼吸することが怪しくなった患者の気管に直径7〜8㎜のチューブを入れ（気管内挿管）、酸素を配管からバッグで押し込む（用手人工呼吸）のである。

研修医がこの気管内挿管をやらされることも多いが、これが一発で決まると、後はひたすらバッグを押して酸素を送り込むという単純作業も、何十分続こうが全く苦にならない。しかし一、二度失敗してまごつこうものならすぐに「ヘタクソ！　代われ！」という罵声とともに指導医に突き飛ばされ、指導医が見事に入れた気管内挿管チューブにつないだバッグを渡され、「これを押しておけ」と言いつけられる。この時の屈辱感は筆舌に尽くし難い。おまけに一通りの処置が終わった後、指導医に「里見、里見」と呼ばれ、「はい」と返事をすると、「下手糞」と一言ダメを押される。その後で「いつまで経ってもこいつは役に立たないですねえ」などと、部長に向って「嘆かれる」のを聞いて、さらに凹むのである。

もちろん救命センターには、昼間だって患者が運び込まれて来る。その時、夜の処置で疲れて寝ている研修医は、「俺達が起きているのに、何お前は寝てるんだ！」と、スタッフ（これは前の晩の当直ではなく、その日の朝、出勤して来たドクター）に怒鳴りつけられ、どうかすると頭を蹴飛ばされて起こされるのである。

今書いていても寒気がするのであるが、当時私は、6月1日から始まった研修最初の1週間で、本当に「ここで殺される」と思った。私の研修仲間は、今2人とも大学教授（循環器内科と形成外科）をしているが、形成外科の奴は、後で「あの頃は枕を噛んで声を殺して泣いていた」と言っていた。

死にそうな状況がちょっと変わったのは、8月になってからで、驚いたことに研修医にも1週間ずつの夏休みをくれた。一通り休みをとり終わった後で、指導医は私らに対して、「もう正月まで休みはないぞ」と言い放ったが、研修期間は11月末までなので、この「脅し文句」には意味はない。その後で、笑いながら、「もう3カ月経ったので、わざときつくすることはやめよう」と言い、「研修医はつねに1人は起きていろ」という条件の撤廃など、勤務条件の緩和を行ってくれた。それを喜ぶよりなにより、「わざときつくすることはやめる」という台詞に唖然としてしまった。「わざと」だったのかよ、あれは！

そして11月末、「今週で研修が終わります。半年間有難うございました」と私たちが挨拶した時に、指導医が漏らした、「ああお前ら終わりか。来週からちょっと困ったな」という一言は、涙が出るほど嬉しかった。この件は以前にも書いたことがあるが、理由を説明するのは野暮であろう。

## 真夜中、院内薬局の夜間窓口に行列を作るT大病院の研修医たち

以上はまだ昭和の話であるから、かの救命センターといえども、新研修制度になった今でもまだこういう感じでやってるのかどうか、私は知らない。現在の研修制度は勤務時間「午前9時〜午後5時」が原則になっているそうで、病院や診療科によっては、また研修医によっては、さっさと帰ってしまうのもいるそうである。

しかしその一方、理不尽としか思えないような「研修医いじめ」が制度的に残っているところも、まだあるらしい。そして、私が経験した、過酷ではあるがどこか陽性な「体育会系」のノリでの「シゴキ」みたいなものとはまた別の、陰湿な「風習」のことを聞くことがある。

T大病院では（なぜ「東大」とあからさまに書かないかというと、伝聞であってどこまで本当か分からないからである）、さすがに研修医はみな真面目で、「5時に帰る」なんてことはなく、夜遅くまで勤務している。

さて、夜中に患者が熱を出したとする。では解熱剤を出そうということになる。昼間なら、医者が出した処方箋は搬送システムで薬局に送られ、薬局から薬が上がってくる。この搬送システムは、病院によっては天井にレールが走っていて、小さい箱がゴトゴトとそれに乗っかって動くようになっているので、患者さんからも見えることがある。病院に行かれる時、ちょっと気をつけて見回すと、お気づきになることもあるだろう。

ただし、急ぎの場合は、それでは間に合わないので、病棟から薬局まで看護助手さんや事務の人が処方箋を持って行き、薬を持ち帰ることが多い。以前は、病棟にある程度薬の在庫があって、そこから出し入れしていた。そちらの方が面倒はないのだが、最近は薬の管理がうるさくなっていて、本来は余分な薬をもつべきではない(薬は薬局にあるべきである)病棟に「ストック」があるのは望ましくなく、「その都度取りに行く」のである。

さて夜中の話に戻る。受持ちの研修医がいなければ、当直の医者に頼んで処方してもらうのだが、研修医は遅くまで残っていて、そのことをナースも知っている。だから当然そちらに連絡が行く。そして処方箋を書くのはいいとして、問題は、これを誰が薬局に持って行って、当直薬剤師から薬を受け取って病棟に持って帰るかである。

たとえば今、私の病院で、私が夜中にそういう処方を出したとしたら、薬局に行って薬に換えて来るのは夜勤ナースの一人である。むろん彼女らも忙しいのだが、他にいないから仕方がない。比較的大規模な病院でもつい最近まで(あるいは今でも)、「夜勤ナースを2人体制から3人に」という労使交渉がよくなされたが、これがいかに死活的問題であるかは、この「夜中の薬」のことを考えただけでもお分かりいただけると思う。誰かが薬局に行ってしまえば残るのは一人だけになってしまうのである。

しかし、T大病院では、夜勤ナースは何人体制なのか知らないが、そんな業務には動かないそうである。なんたって今、処方を出したのは他に能がない研修医である（なんか、救命センターの指導医と同じような発想になっているが）。あんたらが自分で行けばいいでしょう、今、私たちは忙しい。そういうコンセンサスが全病院的にできているから、午前2時のT大病院では、院内薬局の夜間窓口の前に、処方箋を持った研修医が行列を作っているそうである。そこで口にされるのは、「いつになったら、俺たちは医者の仕事をさせてもらえるのだろうか」という嘆きだそうだ。

## 現在の私の忙しさはいかほどかというと……

とりとめのない話ばかりで恐縮だが、この辺で、今現在の私はどのくらい忙しいか、という話もしておかないといけないだろうと思う。もう50歳を超えたような年になると、外来は増える。今は週2日半やらねばならない。そして、病棟業務であるが、「受持ち患者」の数は、横浜やがんセンターの頃よりもずっと少ない。ただし、私は「患者を診る臨床医」であるのを売りにしているので、自分の受持ち患者は自分で診ている。

どういうことか。たとえば、以前がんセンター勤務の頃、私は新潮社の編集者を介して、有名な評論家のY先生とお会いしたことがある。その時Y先生は、「この間、がんセンターの院長先生に、自分のこれこれのことについて診ていただいた」とお話しされた。Y先生のその

「これこれのこと」は一過性の問題ではなかったようなので、私は、よせばいいのに、「先生、そんなのは診るうちに入らないと思いますよ。診る、というからには、万一そのことで先生に何かあった時に、自分ですぐに対応するのまで含めて、初めてそういうのでしょう。偉い人は、いざという時にあてになりませんよ」と憎まれ口を叩いた。

実際、主治医である、もしくは担当医である、というからには、どういう時でも、かの医局の先輩の開業医の先生みたいに「どこかよそへ行け」ではなくて、自分で対応するのが当然である。だから今でも、私は土日でも一度は病棟の自分の患者を診に行くし、夜間であっても何かあったら呼ばれて出て行く。以前私は、「医者とは、夜中に呼ばれて瀕死の患者の元に赴く存在である」と定義したことがある。

ちなみに何事にも例外があって、上記の定義に当てはまらず、患者がどうなろうが決して呼ばれないのは、実は救命センターであった。搬送されて来た患者は、3人の研修医のうち誰かに、一応の「受持ち」が振られるのだが、研修医が「外泊」している時は、何があろうと連絡が来なかった。「さすがに患者さんが亡くなった時は呼ばれるんじゃないですか？」と指導医に訊ねたところ、「患者が死ぬなんてのは日常茶飯事だから、そんなことで一々呼んだりしない」とあっさり答えられた。

何はともあれそういうわけで、最近の私は、受持ち患者の数が少なくなった分、夜の帰宅は比較的早くなったが、朝は相変わらず早い。外来等の前に、病棟の患者を診て回らねばならないからである。土日も、相変わらず一日1回は顔を出す。日曜日は午前中寝ていて、昼過ぎから夕方にかけて病棟を回ることが多いのだが。そして頻度はぐっと減ったが、今でも私は時として夜中に出て行く。それが「現役の臨床医」の証拠だと思っている。もちろん、これは少々古くさい考えであって、「能率的」ではない、というのは、拙著『医師の一分』(新潮新書)に書いたのでここでは繰り返さない。

## 真冬午前4時、ナースからかかってくるつまらん電話に罵声で応える

そうは言っても、こんなのは嬉々としてやっているわけでもない。どういうわけか重症の患者は重なるものである。午後11時に患者の急変で呼ばれて処置をし、午前2時までかかってやっと落ち着いてやれやれと思ってタクシーで家に帰ってパジャマに着がえてベッドに入った途端に携帯が鳴る、なんてのは最悪である。

「え？　あっちの患者、さっき病棟では大丈夫そうだったじゃない？」

「そうなんですけど、急に呼吸が止まってしまって……」と報告するナースの方も言いにくそうであるが、まあこれは彼女のせいではない。

仕方ない、とその末期患者のために病院に行くのが午前3時半、手続きを済ませてお見送り

が5時半、こうなっちゃあもう家に帰ることもできないからこのまま「次の日の仕事」に突入である。

それよりなにより、「つまらんこと」で呼ばれるのが苦痛である。以前、真冬の午前4時頃、患者が熱を出したと電話がかかってきた時には、さすがにキレた。その患者については、事前に発熱の予想はついており、病態からして解熱剤の使用は望ましくなかったので、熱が出た時はこれこれこういう対応、解熱剤の使用は禁止、と指示を出しておいたのだが、39度超の熱にびっくりした新人ナースが携帯にかけてきたのである。

「朝早くすみません。○○さんですが、解熱剤禁止になっていますが、使っちゃいけませんか？」

「何ワケの分からんことを言ってるんだ。禁止というのは使ってはいけないということだろう。本人がどうしても使ってくれとか言ってるのか？」

「いえ、ご本人は、先生から、解熱剤は使うとまずいから我慢してね、と言われていて、我慢する、とおっしゃっているのですが、熱があるので」

「アホかお前は。解熱剤を使うかどうかを考えるのは熱がある時に決まってるだろう。だからこそわざわざ、この患者では使わない、と指示出しておいたんだ」

「やっぱりそうですか。朝早くすみませんでした」

「朝早く、じゃない！　今午前4時で、外は真っ暗だ。真夜中と言え！」

事情を知らない家内や娘は、とばっちりを食って目を覚ました挙句、私の罵声を聞いて、なんてひどいことを言うのだと私を軽蔑するのである。こんなのは私に非があるとは思えないのだけれど。だが、こういうことが何度かあって、私の娘は、「医者になんか絶対になるまい」と固く心に誓ったらしい。それは、「夜中に呼ばれるから」ではなくて、「ああいうヒドい言葉を言ったり言われたりするから」らしいけどね。

さて、一般論として医者はどのくらい忙しくあるべきか、もしくは勤務になにほどの余裕があるべきか、というのは日本のみならず欧米でも問題になっていて、そこまで書くつもりでいたが、ここから先は次章ということにしよう。

# 第十一章　医者の労働環境とナースの視線

## 外科医が2日も3日も徹夜した後で手術するのはもってのほかだが、ではどのくらい忙しくあるべきか?

前章で、勤務医が「どのくらい忙しいのか」をつらつらと書き連ねたつもりだったが、担当編集者のSさんによると、「あまり忙しそうには読めなかった」ということである。もしかすると我々は世間で思われているよりも、実はヒマなのかも知れない。もしそうだとしたら、私はその機密をバラしたということで医師会や医学界から裏切り者として付け狙われる恐れがあるなあ。

そんなことはともかくとして、医者がどのくらい忙しいのか、また忙しくあるべきなのか、という問題は、結構マジメに内外で取り上げられている。「忙しくあるべき」という言葉にはちょっと奇異な感じをもたれるかも知れないが、端的に言えば、あんまり怠けていてもいけないし、研修医だったらそもそも一人前になれないだろう、という懸念がある一方、忙し過ぎたら仕事の質が落ちるのではないか、という心配もあるのだ。後者については、2日も3日も徹夜した後で、外科医はまともに手術なんてできるのか、を考えればお分かりいただけると思う。

前章で触れた救命センターでも、研修医は連日の徹夜を強いられて「外泊許可」すなわち家に帰ってもよいのは3日に一度であった（ちなみに、休日というものはない）が、スタッフの医者にはちゃんと当直明けの休みが与えられていた。そうでなければ十分には働けないのである。研修医がその規定から外されているのは、「どのみち役に立たない」という大前提のためである。「こいつらには俺たちの仕事場で勉強をさせてやっている」ので、死なないように配慮してやるだけで十分（果してそれすらもあったかどうか怪しいが）ということであったろう。

## 医者が死ぬに決まっている時間勤務と時間勤務の繰り返し

ところで、そういう「若い医者の酷使」は、別にニッポンオリジナルのものではない。聞くところによると、むしろアメリカではもっと凄まじかったらしい。

私は1985年、大学6年の夏休みにニューヨークで1カ月病院実習をやらせてもらったが、当時の向こうの救急インターン（卒後すぐの見習い）の生活を聞いて怖気を震った。「36時間勤務と12時間勤務の繰り返し」だそうである。お分かりいただけるだろうか？　仮に朝8時を起点とすると、その日一日はずっと泊まりがけで勤務、寝る間もなし、そして翌日午後8時に36時間勤務が終了して帰宅、次の日また朝8時に出て来て夜8時まで勤務、その次の日は朝8時からまた36時間勤務が始まる、というのである。死んじゃうよ、そんなの。

実際には死ぬより前に、頭がおかしくなるインターンや研修医が続出したらしい。具体的には、「自分がこんなに忙しいのはこいつらのせいだ」と思い込んで、患者に対する攻撃性を有するようになり、中には凶暴化する奴もいたそうだ。かくてはならじと欧米でも医者の勤務時間を規制するようになった。

１９８９年にガイドラインが策定され、ニューヨーク州では週80時間以内と勤務時間が制限された。２００３年には全米でその規定が適用され、さらに２０１０年には各専門分野に応じて規則が定められ、シフトの時間等についても決められたという。それまでは一回の連続勤務時間が30時間に及ぶこともあったのが、インターンは16時間以内、レジデントは24時間以内と定められた。一方、ヨーロッパではもっと規制が厳しくなり、トレーニング中の医者の就業時間は２００９年から週52時間以内、２０１２年からは48時間以内ということになったそうだ。

## とはいっても医者をきちんと休ませれば医療事故が防げるわけでもない

日本の研修医についても新しい研修制度では「基本は9時〜5時」というのは以前ご紹介し

たが、ここまで来るとかえって、そんな程度でいいのかよという疑問が湧くことだろう。それは医者の側もそう思っているらしい、というのはニューヨークで外科医をやる傍らニューヨークタイムズのコラムニストでもある台湾系アメリカ人のポーリーン・チェン先生が書いているものからも窺える（Chen PA. Is a well-rested doctor a good doctor? The New York Times Apr. 7, 2011）。

チェン先生が後輩の女性外科医に「最近どう？」と聞いたところ、以前は外科医なんて多忙でまともな生活ができないのではと心配していたが、案に相違して、生活は非常にスムーズにいっているということだった。ところが、患者のケアについて訊ねると、途端に声が暗くなったという。勤務時間制限を遵守するため、自分の患者の引継を頻繁にやらねばならず、また大事なミーティングに出席できないこともある。なんだか「シフトワーカー（交代制勤務労働者）」みたいで、本当にこれでいいのか、と考えてしまう、と。

ここには二つの要素がある。一つは前述の、「修業時間」を制限されて、きちんとしたトレーニングが受けられるか、ちゃんと一人前になれるのか、という医者側の問題である。そしてそれとは別に、患者の側から見ても、医者が「楽になる」のは良いことばかりとは限らないのである。長い勤務時間ではくたびれ果てて患者診療にミスが起こりかねない反面、短い勤務時間だと一人の患者の担当がコロコロ代わるので、引継がうまくいかず別のミスが起こりやすいのではないか、という懸念も生じるのだ。担当の交替の際に連絡不十分で診療に不具合が起こることを、俗に「引継症候群」という。これは私自身も、周囲でよく耳にした。さて実際のところどうか、について、客観的なデータはあるのか。

チェン先生はこの記事で、ロンドンのMoonesinghe先生（どう発音すればよいのか見当もつかない）が書かれた論文を引用している。その研究（Moonesinghe SR, et al. Impact of reduction in working hours for doctors in training on postgraduate medical education and patients' outcomes: systematic review. BMJ 2011; 342: d1580）では、アメリカで勤務時間が80時間以内に制限されたことにより、患者の安全が危うくなったということもないし、医者の卒後研修にも大きなインパクトはないようだ。またヨーロッパで48〜56時間以内に制限されたことの影響は、データが乏しくてまだよく分からない、という甚だ頼りない結論が出されていた。

最近では、２０１５年にトロントの病院からこういう報告が出ている（Parshuram CS, et al. Patient safety, resident well-being and continuity of care with different resident duty schedules in the intensive care unit: a randomized trial. CMAJ 2015; 187: 321-9）。集中治療室で勤務するレジデントのシフト時間を、12時間・16時間・24時間の３つに分け、それぞれについてレジデントの疲労度と患者の転帰について調査した。その結果、吐き気や頭痛の症

状を訴えるレジデントは24時間シフトで多かったが、全体の疲労度や眠気、それに燃え尽き症候群になってしまう率などはシフト時間の長短によって差はなかったという。また、患者にとっての有害事象（いわゆる「医療事故」と考えていただいてよい）はシフト時間に関係しなかったが、8件起こった「防げたはずの有害事象」のうち7件は、短い12時間シフトの時に起こったという（これはつまり、上記のように「引継」がうまくいかなかったことを示唆する）。

よって、若い（修業中の）医者をちゃんと休ませれば、患者に対する事故が防げる、というものでもないらしい。これは２０１４年にペンシルバニア大学で行われた調査の結果とも一致するそうだ。もっとも、これら最近の報告では、それこそ「死ぬほど働かせていた」時代のデータと比較できているわけではないので、「どこまでこき使っても大丈夫か、またどこまでこき使えばモノになるのが早いのか」というような問題について解答を与えるものではない。

## 案外、夜討ち朝駆けで多忙であっても外科医は大丈夫らしい

なに？　本章は文献的な考察が多くて、新潮社の原稿みたいで面白くないってか？　まあそう言わずに、もうちょっとおつきあいいただきたい。

かつて私は、拙著『希望という名の絶望』（新潮社）の中で、医者とは夜中に叩き起こされて患者の元へ赴く存在であると定義したことがある。その具体例はこれも拙著『見送ル』（新

潮社）に書いた。しかし同時に、翌日手術を控えている外科医なんかはそういうことをしてはならない、なぜならば外科医はきちんと人を救わねばならないからだ、そしてそれは私の定義する「医者」よりもはるかに上の存在である、とも記している。

私の独断と偏見に基づく「医者の定義」などどうでもいいが、外科医は、いかにヒューマニズムに溢れていようとも、次の日に手術の予定があればそうそう「夜中に駆けつける」なんてやっちゃダメだろ、というのは読者も同意して下さることと思う。ところが最近、私と同年代の外科医から、「自分も夜中に患者を看取りに病院に出て行く」と聞かされてビックリした。この外科医は旧知の友人で、人間的にも尊敬すべき人格者なのは分かっていたが、それはそれとして、さすがにまずいだろ、と言ってしまった。次の日の手術に差し支えないのか？「まあ、なんとかなる。さすがに近頃はきつくなってきたから若い奴に（看取りを）任せることもあるが」という答を聞いても、釈然としなかった。

ところが、もっと最近になって、「それでも外科医は大丈夫」という報告が出て二度ビックリである。これもトロントで、その日の午前0時から7時までの間に患者治療に携わった外科医の手術結果はどうだったか、という研究がなされた（Govindarajan A, et al. Outcomes of Daytime Procedures Perfomed by Attending Surgeons after Night Work. New Engl J Med 2015; 373: 845-53）。その集計では、２００７年から２０１１年まで、１４７の病院で、１４

48人の外科医が、1万9489人の患者に対して、真夜中から早朝に患者処置に駆り出された後で「眠たい目をこすりながら」、心臓冠動脈バイパス、脊椎《せきつい》手術、胆嚢摘出《たんのうてきしゅつ》、肺切除その他12種類の手術を行っている。ちなみにこの「手術」は緊急手術ではなく、はじめからその日に予定されていたもの（定時手術）である。

結果は、そういう「夜討ち朝駆け」のなかった時の定時手術に比べ、合併症の発生率は全く変わらず、それは病院の規模や手術の種類、医者の年齢にかかわらずそうだったらしい。つまり、ある程度「年がいった」医者でも、夜中の仕事の後、いつもの手術をいつも通りにやってのけられる、というのである。どうしてそんなことが可能かというと、たぶん、経験ある外科医は「今日はダメだ」と思ったら定時手術を組み直すとか同僚に頼むとかするからだろう、というのが論文の考察である。だから我が畏友も、本当に無理することなくこなしているらしい。見上げたもんだね。

ここまでの結論では、少なくとも最近の医者に対しては、「先生、そんなに働いて、大丈夫ですか？」と心配していただく必要はない、ということである。こんなことを書くとまたしても医学界から目のカタキにされそうで怖い。

ただしこれは、「患者側には、医者が多忙であるが故のデメリットはない」ということである。ちなみにここでの「デメリット」とは、実際に患者の身体に悪影響が及ぶような医療ミスの類であって、医者が忙しくて患者とまともに話す時間がなくて不満、というようなのは入っていない。それとは別に、「多忙さ」が医者自身の長期的な健康に与える影響、というのはよく分かっていない。上記のような研究でも、そのような長期のフォローはできていない。すべて「今後の課題」で片付けている。

## 週末、動きが鈍くなる病院の救命率と患者のわがまま

私が学生の頃、講義で、「アメリカの外科医は、ものすごく多忙で稼げるだけ稼ぐのだが、みんな体を壊して60歳になるやならずで死んでしまう」という話を聞いた。嘘か真か、そういう資料があったのかどうかも知らない。ただし、この手の話は日本でもよく耳にした。それは、いわゆるモーレツ社員（死語か？）の「過労死」とちょっとニュアンスが違うようであった。

ある大学の有名な外科教授が、いつものように長時間の手術を終えて手を下ろした（その手術での役割が終了し、患者の体の内部に触らなくてもよくなったため、手術台から離れて手術中にはめていた滅菌手袋を外すこと）途端、ばったり倒れて人事不省となった。すぐに隣の手術台に載せられて蘇生処置を受けたが及ばず、そのまま亡くなった。

この話を聞いて、そこの大学の医者どもは、「気の毒だが、どのみちあの先生は長生きできなかっただろう」と噂していたそうだ。「だって、毎日、朝から晩までの長時間手術で、どう

かすると夜中までかかるんだぜ。だから晩飯の暇もなくて、朝からステーキなんか食べて、それから仕事にかかる。そんなの人間の生活として不自然きわまりないよな」

こういう生活に比べれば、私が休日出勤して毎日病棟に顔を出すなんて、ちょろいもののようである。第一、休日に出て行っても、病院全体が休みであればやれることは限られている。今のシステムでは、いかにその患者のことをよく分かっている主治医でも、一人で「物の役に立つ」ような仕事はおいそれとできないのである。

ニューヨークのクラース先生という方が、こう書いておられる（Klass P. Death Takes a Weekend. New Engl J Med 2015; 372: 402-5)。自分がレジデントの頃、休日でも自分の患者のために出勤し、何かあれば、各方面を駆けずり回ってその治療に尽力した。週末は病院の動きが鈍くなるのは当たり前だから、そういう時に休みを返上して働く自分がいかに困難な仕事をしているのかについて、当然患者や家族も理解してくれていることだろうと思っていた。ところが、自分や身内が病気になって入院してみると、病気は週末だろうがなんだろうがお構いなしだということが身に沁みて分かる、というのである。クラース先生はお母さんが具合が悪くなった時に、いかに病院スタッフが「週末だから」を口実に動いてくれないか、「月曜日まで待て」と言われたか、を縷々綿々と書き連ねている。

実際に、心筋梗塞や脳卒中などに対して、週末は救命率が低くなるという報告もあるそうだ。

クラース先生は素人ではなく、「週末だから」と言訳をする側の人間でもあったので、もちろん諸般の事情をよく分かっている。それでもやはり、「当事者」になるとやるせない怒りを抑えることができない。「週末が来るたびに、病院は患者のためでなく、医者やナースや理学療法士や栄養士のためにあるのだと分かる。普通の生活を送るのに忙しい人々のためのものなのだ。患者の側からすると、普通のことなんて何もない」

これは、まことにもっともであるが、対策はなかなか難しい。逆に言うと、クラース先生は「分かっている」からこそ、ここまであからさまに患者側の「(ある意味)わがまま」を主張している、という面もあるだろう。もう一つ付け加えれば、たとえばニューヨークで大病院に入院すると、入院代だけ(治療費は別)で一日2000〜3000ドル取られるというから、向こうの患者は「大枚をはたいているのに」という感覚もあるかと推測される。

日本ではこういう苦情は比較的少ないと思われるが、私にも経験がないではない。患者が外来予約を二度すっぽかした挙句、高熱を発して日曜日の朝8時に緊急入院して来た。病棟で患者の奥さんが、「本人が苦しんでいるのにどうして主治医(私のこと)はいないのだ!」と喚き散らしたということである。この時は、たまたま当直で病棟にいた先輩のドクターが、「いい加減にしろ」と一喝してくれておとなしくなったそうである。

そういう例外を除くと、大抵の患者さんは、私が休日に病棟を回って診察するだけで、有難がってくれる。一人で病棟にいても、それだけでは実質的には役に立たないのは上記の通りなのだが、日本では主治医の役割が大きいため、「センセイが来てくれたら大丈夫」という気分的な要素が働くのだろう。

ところでこのクラース先生の論文は、嘆き節で終始している。「ではどうしろというのか」ということを、私だけではなくこの論文を掲載した雑誌の編集部も聞きたかったらしく、インタビューが電子版に載っている。はっきりした解決策のごときものはもちろんないのだが、先生はこう答えておられた。一つは、当直の医師が、「担当医がいないから」云々という言訳をせずに、患者のニーズに極力応えるようにすること。もう一つは、担当医が（私のように）休日に出勤する場合でも、「わざわざ来てやっている」というような、恩着せがましい考えを持たないこと。う〜ん、そうだろうとは思っても、なかなか耳が痛いところである。やはり我々は、患者からの「感謝」を期待しているところがあり、「病気には週末はない」から「出て来るのが当たり前」、なんて思われるとちょっとムカつくのは如何《いかん》ともし難い。

## 私が休日に病棟に出て来る本当の理由

さて、私が休日に出て来る「理由」としては、患者に対するものの他に、実はナースサイドに対するデモンストレーションのような意味合いもある。

ナースサイドが夜間休日に「何か起こること」を心配するのは、クラース先生も指摘したようにマンパワーの不足により診療が不十分で患者の容態が悪化する、ということはもちろんだが、それともう一つ、そのことによって患者や家族と医療者の間にトラブルが生じないか、ということも大きい。

休日で担当医がいないと、患者に変化が起こった時に対応するのは当直医であり、多くの場合は研修医もしくはそれに毛が生えたくらいの若手の医者である。もちろん個人差はあるが、医療知識や技術にもやや不安はある。それよりなにより、担当医と違ってその患者のことを十分に把握できていない。そうするとヘマやミスをしでかしやしないか、ということもさることながら、以上のことは当然、患者や家族も気がついていて不安に思っているから、「何かあった時」に、「当直医の対応がまずかったためではないか」という疑念が生じやすい。おまけにそういう時、担当医でない当直医は患者や家族と馴染みがないため、うまくコミュニケーションがとれない可能性が強い。そうなるとそこはトラブルの地雷原である。

これは理屈でどうこうという問題ではない。かつてがんセンターで、「末期の患者が夜中に亡くなったりした時に、担当医が出て来るのは無駄であり、翌日の診療に支障をきたしかねないから、すべて当直対応とすべきではないか」という「合理的な」提案がなされた。つまり、死亡確認をしてカルテに記載するのも、死亡診断書を書くのも、すべて当直医が代行してしまう、というのである。私は出て来るけどね、と呟いたところ、「出て来たい担当医は勝手にそうすればよい。内科全体としては、当直医に一任する体制にしたい」という意見が大半を占める、かに見えた。

ところがその提案をした医者が、「ついては、当直医は、夕方、各病棟の重症（つまり、死にそうな）患者のところへ回診するようにしたらどうか」と余計な追加をしたために、みんな一斉に引いてしまった。それはそうだ。一回も診たことのない瀕死の患者のところへ行って、「内科の当直医ですが、どうでしょうかね？　今晩、もちますか？」なんて言えやしない。何しに来たんだこの野郎、てなことになるのは目に見えている。

一方、担当医が出て来ないとトラブルのリスクがある、ということは誰よりもナースが分かっている。その日の当直医が、コミュニケーションが下手で患者や家族と揉めそうな医者（こういうことについては、病棟ナースはきわめてシビアに観察している）である場合などは、こじらせないよう極力ナース対応で済ませようという場合もある。

ところが、患者の家族には、医者に対しては何も言わないのに、相手がナースだと途端に居丈高になって、ほとんどいじめにかかるようなのが沢山いる。これはデパートでも銀行の窓口でも、「お前じゃ分からん、上の者を出せ」なんて怒鳴りちらしている人間をよく目にするのと同じである。

というわけで、医者が休日に大して用もないのに病棟に顔を出したり、患者の急変時に夜中に出て来たりするのは、ナースにとっては非常に有難いことらしい。だから上記の、「ナースに対するデモンストレーション」が成立するのである。

私が受け持っている（いた）のは病棟の入院患者のうち、ほんの一握りだから、全体からすると大勢に影響はないはずだが、それでも若いナース連中からすると心理的にだいぶ違っていたようだ。いざという時には相談できる（実際は滅多になかったが）、という感覚もあるし、また、明らかに中年の医者がその辺を徘徊していると、うるさい家族も静かになるらしい。南シナ海を米軍の艦艇が遊弋《ゆうよく》していると人民解放軍も勝手なことをしにくいのと同じ理屈で、してみると海上要塞《ようさい》が完成するまで放置しておいたオバマ大統領は、たぶん医者をやらせても愚図だったと思われる。

## 医者の「格下」から脱しようと呼称変更されるナースや医療スタッフ

ということで、実のところ、「センセイが来てくれたら大丈夫」という感覚は、患者側だけではなく、ナースサイドにもあるようだ。だがしかしこれって、よく考えてみると、ナースを医者より一段下に見ていることの反映に他ならない。それでいいのか？

個人的には、私は医者の未来は暗澹たるもので、ナースのそれは洋々たるものと思っている。

それは、講義に行った時に、医学生が（女子学生も含めて）揃いも揃って、怠惰で不勉強で態度が悪く憎たらしくて試験のことしか頭にない、この世のカスもしくは人間のクズばかりであるのに対し、看護学生が（男子学生も含めて）、みな真面目で可愛くて明るくて一生懸命で賢い、希望の星のような若者ばかりであることからして、明々白々である。これは私一人の偏見ではない。医学生と看護学生を教えたことがある医者に聞いたところ、全員同意見であった。このことはまたいずれ書く。

しかし伝統的に、医者はなんとなくエラソーにして、他の職種を見下していた。昔は、ナースなど医者の「補助」業務をするスタッフを「パラメディカル（paramedical）」と呼んでいた。「パラ」は「何々に関連のある」もしくは「準・何々」、というような意味だから、言わんとすることは明らかである。これではまずかろうということでその後、「コメディカル（comedical）」という言葉に変更された。「コ」は「一緒に」だからまあ同格、という意味合いを込めたつもりらしい。「パラメディカル」という言葉は、院内の搬送とか備品の補充のような、ロジスティック（兵站《へいたん》）部門等を表現する言葉になった。

ところがこれでも、「医者と一緒に」だから、なんとなく、医者は一人でもOKだがナースは医者と「一緒に」でなければいけないのか、ということになって、やっぱり一段下のようである。そういったわけで、最近では、医者もナースも薬剤師も検査技師も、めでたくみんな

「メディカル（medical）スタッフ」ということになって来ているそうだ。ただし、私は、こういう「呼称」に因縁をつけて変更させ、もって「地位向上」というふうに捉えている「そういう筋」の人たちを評価しない。こういう連中がトチ狂うと「患者様」というような馬鹿げた代物が出て来るのである。

## 若い医者を内心バカにするベテランナースとバカにされても仕方ない医局員

ところで、たぶんベテランのナースの中には、内心医者、とくに若い医者をバカにしているのが相当いるはずである。あからさまにそれが出ることはそれほど多くはないが、何かの際には態度に表れる。

私が医学生の時も、学生実習で数人のグループになって回っていると、その日の担当の教官が口頭で「これは何？」などと試問してくることがよくあった。こちらがぐっと答に詰まっていると、わきからその教官の外来についている古手のナースが「××です」と答えてしまう。そりゃあまあ、毎日そこで教官と一緒に患者を診ているナースにとって、そんな問題はお茶の子さいさいであるだろうが、何も学生と張り合ったりしなくてもいいだろうに、大人げない。学生はそう恨みに思うのであるが、ナースからすると、こんなことも分からない奴が偉そうな顔をするな、という憂《う》さ晴らしであったのだろう。

がんセンターでも、とくに専門性の高い領域、たとえば骨髄移植病棟に長く勤務しているナースになると、その分野での知識や経験は、2年や3年研修しているレジデントなんて足元にも及ばない。どの世界でもそうであろうが、実際の仕事をするにあたっては、理屈や「データ」よりも現場でどのくらいやってきたか、の方がはるかに物を言うのである。これに加えて最近は、「なんとかかんとか認定看護師」といった類のいろんな資格ができている。向上心の強い、優秀なナースがそういうものを取ると、もう鬼に金棒である。ローテートで回ってきた(本来の専門分野とは違うところに研修に来ている、ということ)レジデントなんて、馬鹿に見えて仕方がない。こんな奴に患者を診せていいのか、という「正義の怒り」みたいなものまで沸々《ふつふつ》と湧いて出る。

がんセンター時代、そういう「優秀な」ナースが、レジデントに向かって「治療方針」などについてみんなの前で詰問し、満足に答えられないのを見て明らかに軽蔑したような言動をするのに対し、さすがに見かねて注意したことがある。「このレジデントはバカだというのはその通りかも知れないが、それをみんなの前で明らかにして、君の方がよく知っていることを知らしめて、それが何か患者のためになるのか? 気に入ろうと入るまいと、こいつも一緒に患者の診療にあたるメンバーで、君にはそれを辞めさせる権限はない。だったら、どうやれば一番診療がスムーズに行くかを考えるのがプロだ」と言うと、そのナースはさすがに、「レジデントと張り合おうとしていた」ことに気がついた様子だった。

アメリカでは医者とナースの仕切りが日本より緩いというか現実に即しているらしく、インターンを現場で指導するのはナースだそうだ。そういうのを「スーパーナース」とか称する、というのも聞いたことがある。日本でも実は、ナースが実際の診療を全部取り仕切っている、なんてところは数多い。ただし形の上で処方箋を書いたりするのは医者の業務に限定されていて、とにかく「医者」はいなくてはならない。そこではアメリカのようにスーパーナースが医者を「指導」するのでなく、お飾りの「先生」を据えておいて、ナースが全部やってしまうのである。

たとえば、私自身は引き受けたことはないが、透析クリニックでのアルバイト、なんてのは、腎臓内科の専門ではない研修医のところにも口が回ってくることがあった。自慢ではないが私なんぞ、透析のやり方も知らないし、トラブルが起こっても対処の仕方なんて全然、分からない。そんなのは全部、そこでずっと働いているナースがやってくれるのである。ただし「医者」はいないといけない、ことになっている。

こんなこともあった。T大病院からの出向で来た医局員に、どうしようもなくレベルの低いPというのがいた。そのP君にはどうも精神疾患の疑いもあったらしい。「彼には臨床は無理だ」と大学側を説得して医局に引き取ってもらった。何か基礎研究をさせるのかと思っていたら、驚くべし、田舎の診療所へ赴任させてしまったらしい。そこの住民はいい迷惑だなと話したら、事情通の後輩がこう解説してくれた。「ああいうところでは、看護婦さんが全部患者のことを分かっていて、どの段階で大きい病院へ送るか、みたいなことも含めてやってくれるんです。ただ医者はいないといけないから、P君でも、看護婦さんに言われた通りに処方箋を書くくらいはできるでしょう」。う〜ん、ただこれで、P君が、看護婦さんよりも高い給料をもらうのは不条理、というより詐欺《さぎ》みたいだな。

## アメリカで増える博士号を取得したドクターナースや薬剤師と日本の将来

かくのごとく、医療では、医者とナースのやることの境界線は、実は曖昧《あいまい》である。同じことは、医者と薬剤師の境界線についても当てはまる。そうすると、ナースや薬剤師が、「医者の仕事」を（おおっぴらに）やってはいけないのか、という話が出るのも、流れとしては当然である。

何度もアメリカの話をして恐縮だが、アメリカでは、薬剤師やナースが博士号を取ってキャリアアップに努める、ということが最近とみに盛んらしい。そして、そういう「博士」のナースなどは、患者に対して自己紹介するのに「アイアム、ドクター××」と言うことも増えているのだそう だ（Harris G. When the nurse wants to be called 'doctor'. The New York

Times Oct. 1, 2011)。これに対しては医者側、とくに家庭医が警戒感を強めている。チーム医療とかなんとか言っても、やはり医者がその中心であるべきで、「ドクター」の呼称が医者に限定されなくなると、役割の混乱を招く、というのである。

もちろん問題は「呼び名」だけではない。その先にあるのは、どこまで医者の指示なしに診療行為をやっていくか、ということである。そのまた先にあるのは、最初に患者を「診る」のは誰か、ということにもなる。つまりは、ナースや薬剤師や理学療法士がまず患者を診て、方針を決め、そのまま治療するようになるのである。彼ら彼女らには経験も知識もある（なんたって「博士サマ」なんだから）ので、大抵のところ、間違いはない。そうなると、医者の役目って何よ、ということになる。そういう初療でうまくいかなかった時とか、稀な病態の時に出番がやっと回ってくる、としたら、大病院の専門医はまだやることがあるにしても、それこそ家庭医なんて要らないんじゃないか、てな話になりかねない。もちろんそのまた先には、報酬をどうするか、という問題が絡む。患者を診るドクターナース（そういう言葉があるのかどうか知らないが）が、たとえば、かのP君がもらっている分の報酬を手にするのは当然であろう。

こういうのは対岸の問題ではない。２０１５年10月に、主に医者がやっていた医療行為を、実際の判断も含めてナースに委ねようという「特定行為に係る看護師の研修制度」というのがスタートしたそうだ。詳細は紙数も尽きたので省くが、日経メディカル２０１５年11月号に記事が掲載されているので興味のある方は参照されたい。診療内容は周術期（術前術後の）管理や糖尿病外来での患者マネージメントなど、10年間で10万人の養成（研修修了）を目指すとかいうような話が書いてある。今のところはもちろん「指導医」がついているのだが、そのうちどんどん「一人立ち」していくことだろう。

さてそうなるとますます、「医者がやる仕事」ってなんだろうね。10年経ったら、私なんかはほとんど引退で、ナースがあれこれやってくれるのなら「ラクができる」と能天気に喜べるのだが、「これから医者になろう」という諸君にとっては、いざ、なった時に、「なったはいいけど、やることがない」状況になっているかも知れないな。

# 第十二章　病院内での個人的関係

## 医者と看護婦とがんセンター某重大殺人死体遺棄事件

私ががんセンターに研修に行ったのは、1987年12月のことであるが、その数カ月前、がんセンターを揺るがす大事件が起こっている。

1987年7月5日、江東区有明の埋立地で、バッグに押し込められた若い女性の腐乱死体が発見された。2日後、豊島区のマンションで、がんセンターに勤務するレジデントM医師が自殺しているのが発見され、遺書にはがんセンターの看護婦Tさんを殺したと書かれていた。警察はその後、歯科治療歴から、有明の腐乱死体がTさんであると断定した。

M医師とTさんは1カ月前から行方不明になっていて、両方の家族から捜索願が出ていた。M医師には離婚調停中の妻がいたが、Tさんとは別の看護婦と同棲中だったという話もある。

詳細な経緯は省略するが、要するに、M医師がいわゆる「痴情のもつれ」でTさんを殺害し、死体を遺棄した、ということである。

　私もこの「大事件」は報道で知っていた。私の母親は、新聞に載ったTさんの顔写真を見て、「お前が行くがんセンターには、こんな別嬪さんの看護婦さんがいるのかい、楽しみだね」などと不謹慎かつ能天気なことを言っていたが、私自身はその頃、救命センター研修の猛シゴキの真っ最中で、自分が生きるか死ぬかという瀬戸際だったから、それどころではなかった。

　さてその年の12月、私ががんセンターへ赴いた時には、自分のことにかまけて、事件のことはほとんど忘れていた。そういやあそんな話もあったっけな、と何の気なしに口に出した時、周りの看護婦さんの表情がサッと変わり、私は冷たい視線を一身に浴びた。かのTさんが勤務していたのは呼吸器外科病棟、私が研修し始めたのはその隣の呼吸器内科病棟で、当然のことながら看護婦さんの多くはTさんの知り合いであったのだ。

　当時、Oという私より二つ上のドクターが、一足先に研修を始めていた。O先生は体育会系の豪放磊落な人柄で人気があったが、私以上に細かいことは気にしない、という性格であった。O先生ががんセンターにやってきた時、というのはつまり、「あの事件」の直後である。がんセンター内に箝口令《かんこうれい》が敷かれ、それでなくても身近で起こった衝撃的な出来事に職員はみな意気消沈していたのだが、O先生は「せっかく来たのだからお近づきになろう」と病棟ナースを飲み会に誘おうとし、悉《ことごと》く断られた、と言っていた。

「俺もさあ、変だと思ったんだよね。今までいた大学では、何かというとすぐ若い医者とナースは飲みに出かけていたのに、ここではみんな断りやがるんだよ。へえ、がんセンターって、さすが格調高くて、看護婦さんも酒飲んだりするより、勉強や研究ばっかりして真面目なのかと思ったけど、そうじゃなかったんだと、後になって分かった」というのがO先生の弁であるが、この「後になって分かった」というところに大物ぶりが窺える。

我々は「後になって」やってきた口であるからピンとは来ないが、事件当時の大騒ぎは想像を絶したらしい。ことがことだけに、普通の新聞テレビ（そいつらだってゴロツキ同然、というのは私でなくて山本夏彦翁が言っているが）以外にも、ゴシップ週刊誌の類が山のように押し掛けた。7月8日には記者会見が開かれ、当時のS副院長が「我々も二人がどこにいるのか分からず心配していた。二人がつきあっていたことを失踪前に知っていた者はいなかったと思う。このような結果になり大変残念だ」と語った、という。このS先生は、この、みんなが尻込みする嫌な仕事を引き受け、どこかトチ狂った記者の「がんセンターでは、レジデントの性の問題について、どう管理しているのか」なんて阿呆極まる質問にもきちんと対応された。「管理職の鑑」と称賛されている。私自身もその後、S先生には可愛がっていただいたが、人格者というのは先生のためにあるような言葉である。

ところが若い奴らはS先生のようにできてはおらず、とんでもない失言も漏らしていたようだ。院内に入って捜索していた警察官の一人が、M医師の同期であるレジデントをつかまえ、「がんセンターの若い医者ってのは、看護婦とヤッてばかりいるんじゃねえのか」と挑発的に質問したところ、そのレジデントは顔色一つ変えず「そうだよ」と即答した、という話もある。ただレジデント仲間は、「Mはまあ仕方がないけど、お母さんが来て、Mの部屋を一人で片付けておられたのを見ると、やりきれなかったな。声もかけられなかった」と述懐していた。そうだろうな、と思う。

ついでに、なるほどがんセンターのごとき「お役所」では事務方の発想がぶっとんでいる、という話を書いておく。かの事件が判明した直後の8月に、恒例の職員親睦テニス大会が予定されていたのだが、これをどうするかでだいぶ揉めたらしい。結論は、まあ以前から決まっていたことであるから、大会はそのままやることにする。ただし、種目として、「混合ダブルスは中止」となったのだそうだ。私はこの意味が理解できないのだが、読者でお分かりになる方がおられたらご教示ください。

## 職場内での愚痴から必然的に発展するタナトスにまみれたエロス

医者とナースの関係、というのは部外者から想像を逞しくされる対象のようだが、別にそんなの、病院内に限ったことではなく、世の中の職場ではどこでもいろんな人間関係があって、男女間の問題（最近では同性間も含めて）があるのではないだろうか。とはいえ、その目で（どの目か、とツッコミを入れないでいただきたい）眺めてみると、やはり医者とナースの関係には多少の不健全性もあるように思える。

たとえば、私の結婚披露宴では、当時勤務していた病院の放射線技師さんに司会を頼んだが、その人は同じ職場に勤めるナースと結婚していた。まことに仲の良い、二人とも陽気なご夫婦であった。もちろんお二人の人柄が第一だろうが、なぜか「医者」が絡まないケースでは病院内のカップルには変な「陰影」がつきまとわない印象がある。

その理由として考えられるのは、医者とナースは、患者の生き死にの現場、という一種の極限状態に身を置いているということがあるだろう。もちろん放射線技師さんにはストレスがない、とは言わないが、直接「人間の死」に関わる機会はぐっと少ない。目の前で自分が治療してきた、もしくは看護してきた患者が死んでいく。しかも「安らかに」とばかりは限らない。あるいは暴れ、人格も壊れ、世話になったはずの医療者を罵りながら死ぬ患者も多い。医療者に対し全く感謝の言葉もなく、ただ不平を並べる家族もゴロゴロいる。

そういう状況で疲弊したナースは、仮に家族がいても、家に帰って親御さんにそういう体験を話すことをためらう。どのみち「素人」には分かってもらえないし、出来事を微に入り細を穿って説明するのも面倒で、なにより家族としても「聞きたくない」話である。どうかすると、説明しているうちにこっちがフラッシュバックに苦しむことになりかねない。同じ理由で、ナースでない友人に話して気を紛らわすこともできない。

　そうなると必然的に「職場内での愚痴」ということになる。同じその場にいなかったとしても、同業者ならくだくだしく説明しなくても分かってくれる。そういう人間が聞いてくれるのは、ストレスの軽減に大きく役立つ。私もよく、ナースからこの類の話を聞かされた。うんうんと聞いているだけで彼女らの表情は緩むのである。あ、ここで慌てて追加するが、だからといって私はそのままナースと恋愛関係になったことはないからね。あくまでも一般論だから、お間違えのないように。

　私はそんなことはないのだが、一方で上記の「お前らはヤッてばかりいるんじゃねえのか」「そうだよ」という若い医者もいる（らしい）。そういう狼みたいな連中にとっては、こういう状況はもう、喰って下さいと羊の方から出かけてきているように見える……のかどうか私は知らんが（しつこい）、まあそれでどうこうなってしまう、というのは世の中一般の職場よりも確率は高そうだよな。

　ましてや、同じ場に居合わせ、苦しい経験を共有した医者とナースなら、もう戦友みたいなものである。「吊り橋理論」とかなんとかいう言葉もあり、映画「スピード」でもそんなような話があったからこれ以上説明するのは野暮であろうが、まあ要するに、そうなってしまうらしい。よく知らんけど。そんなこんなで「くっついちゃった」関係が、どこか暗い部分を有するのは不思議ではないだろう。それでなくても古来、エロスとタナトスは不可分であると言われているが、ここでは大本からして同じところから発しているのである。

## 暇がないなら真夜中に暇を作ってでも遊んだ昔の若いレジデント医師たち

話はちょっとずれるが、国立がんセンター東病院が柏市にできたのは1992年のことである。今でこそつくばエクスプレス（柏の葉キャンパス駅）が通って、非常に便利になったが、設立の当初は何にもないど田舎に立派な建造物がポツンと聳え立つ、という状態であった。どのくらい「ど田舎」かというと、半径2㎞の範囲内に、食事をするようなところは何もない、という話であった。病院内には食堂はある。なにせ癌の診療であるから、内科医も外科医も長時間院内にとどまって仕事をすることが多いのだが、周囲がそういう状況であるから、必然的に内部で自己完結するような生活になりがちとなった。

そのような環境では、男女関係も外部へ発散することができず、内に籠ることになり、泥沼化することが多かったと言われている。とにかく孤島での集団生活みたいになっていて、関係を清算するには病院自体を辞めてしまわなければいけない。とはいえ生活もかかっているのでおいそれとそうはいかず、かといって内部にいると否応無しに顔をつきあわせて云々、というような噂話を何度か耳にした。血の雨が降るようなことがあったかどうかは知らない。

ところで、忙しい医者、中でもとくに忙しいレジデントなんかが、そうやって「ナースと遊ぶ」暇があるのかと疑問に思われる方もおありかも知れない。そういう奴は、暇がなくても暇を作って、もしくはわが身を削ってでも遊ぶのである。

2004年当時、私は家族と一緒に、がんセンターの敷地内にある職員宿舎に住んでいた。ここは各フロアの3方向に独身ナースの部屋があり、南側の一面に家族持ち（医者とは限らず、技師さんや研究所職員なども住んでいた）のための2LDKくらいの宿舎が作ってあった。レジデントはこれとは別に、病院建物の中にある、6畳一間くらいの、俗称「レジ小屋」に寝泊まりしていた。ここは本来の「宿舎」ではないのだが、仕事で遅くなるとどうしても、「家に帰る」よりその「小屋」で寝てしまうのである。実際にはベッドと机があるだけで、そこに各自のパソコンが置いてある。電話も引かれていた。

レジデント連中が職員宿舎の中に入るのは禁止されていて、「独身寮」部分に入居しているナースが外部から男を引き入れたら退去処分、という決まりになっていたそうだが、お構いなしに入り浸るレジデントも多かった。1階にあるゴミ庫から出入りする奴が多いらしく、そのうちに1階ゴミ庫は外から施錠されるようになった。

さてある晩、私は呼吸器内科で研修中のレジデント二人を連れて、豊島区医師会主催のレントゲン読影会に講師として出かけた。会の前に池袋周辺で晩飯を大急ぎでかっ込み（もちろんレジデントの分も私が払うのだが）、2時間ほどの会が終わったのは午後9時過ぎである。私はそのまま渋谷に出かけた。監修していたフジテレビ「白い巨塔」の撮影が佳境に入っており、その日は最終回のクライマックスのシーンだったのだ。唐沢寿明さんも江口洋介さんも熱が入った演技で、一段落して私が帰ったのは午前2時半を回っていた。宿舎の中に入ろうとしたら、中から真っ赤な顔をしたそのレジデント二人が出て来た。ここで「何してるんだお前ら！」と夜中に大声で怒鳴るのは近所迷惑である。私の姿を認めて大慌てになっているレジデントに、すれ違いざま「このバカ野郎どもが」と言いつつ睨みつけるだけにした。

翌日、病棟で、あてつけのように眠そうにしている私のそばで、そのレジデント二人は眠気など全くないかのように飛び回って仕事をしていた。いつもよりよほどテキパキ動いているじゃねーか。しかしまあ、二人揃っていたのだからまだ良かった。これが一人だけ、午前2時半に看護宿舎から出て来たのではシャレにならない。

それはそうと、最近つくづく思うのは、どうも今時の若い医者（すみません年寄りくさい言葉で）を見ていると、わざとか無自覚にかは分からないが、こういう「チャンス」（といってよいのかどうか定かではないが）をあたら棒に振ってるのが多いように思う。いわゆる「草食化」の一現象なのか、もしくは「泥沼化」を避けようという自己防衛本能なのだろうか。かの、一世代前の狼連中を思わせるようなのが目につかないのはいいにしても、違う意味で何してるんだお前らと言いたくなるような場面が多い。

上述のように、私は若手ナースからよく愚痴を聞かされたが、その最大のものは、実は患者や家族からの仕打ちではなくて、末期の患者に対していかに若い医者が無神経に対応しているか、そしてそのことで、いろいろ工夫して患者を力づけようとしているナースたちの努力を台無しにするか、ということであった。ここで患者に優しく接しておいて、担当ナースに「ご苦労様、ありがとう」とでも言ってみろよ、絶対にこいつはお前に靡《なび》くぞと、もちろん思っていても言わないけどね。渡辺淳一先生は、若い奴らがだらしがないから自分がその分女性とつきあえると、嘆いてるんだか喜んでるんだか分からないようなことを書いておられたが、むろん堅物の私はそんな行動とは無縁です。

## ナースを妻にすれば仕事への理解はあるが、行動パターンは読まれると心得よ

さてそれはさておき、医者の側は、恋愛対象としてはともかく、結婚相手の候補としてナースをどうみているのだろうか。本書の担当編集者Sさんは、「案外、医者の奥さんがナース、というのは少ないように思う」と言っていたが、私が周りを見渡すと、やはりそれなりにこの組み合わせはあると思う。

私は男であるので、どうしても男目線で以下を書いてしまうのはお許しいただきたい。ナースを妻にする最大のメリットは、仕事のことについて、一々説明しなくても分かってもらえることだろうと思う。

勤務状況からして、カタギの方にはなかなかお分かりいただけないことが多い。たとえば、私が夜中に叩き起こされて病院に行く。身内に医療関係者のいない妻は、もちろんそれが仕事だと理解してくれてはいるが、さて私が病院に行って何をしているのか、長いこと知らなかったらしい。新潮45の2010年12月号に書いたドキュメントノベル「ある臨床医の独白」（のち、2013年8月に新潮社刊の小説『見送ル』の冒頭部分となった）を読んで、「ああ、病院に呼ばれて、こういうことをやってるのね」と初めて分かった、というように言っていた。

もちろん、夜中に叩き起こされて行く分には怪しげな理由であるはずはないのだが、そうでなくても私の勤務時間というか帰宅時間は非常に不規則である。本当に仕事をしているのか、どこかで浮気でもしていないのかという話になりかねない。今日はどうして遅くなったのか？「院内のカンファレンスが長引いて」とか「面談を予定していた家族の来院が遅くなって」なんて、門外漢には分かったような分からないような理由でも、あらぬ疑いをかけられないのは、一にかかって私が不埒なことをしない、という、いわば私の人格を妻が信用しているからに他ならない。何？　奥さんは騙されているって？　余計なことを言うな。

ナースを妻にすると、そういう理由でも理解してくれるので、長ったらしい言訳をしないで済むのは楽である。また、急に仕事の都合で家族の予定を変更しなければならないような場合でも、「これこれこういうことで」と話せば、「事情は分かった」ということにはなる。

そして、これは職場結婚一般に言えることだろうが、同じ病院に勤めたりしていれば、仕事ぶりを知っているので、良きにつけ悪しきにつけ「こんなはずじゃなかった」ということは起こり難い。ナースのうちには、「医者は忙し過ぎて、結婚相手としては嫌だ」というのもいるが、逆に予めそれが分かってくれていれば結婚してからのトラブルにはならないのである。

ところが裏を返せば、医者である旦那の行動パターンは読まれているので、よからぬことをしようとすればすぐバレる、という欠点（？）もある。

私が若い時に勤務した病院で、病棟ナースと研修医が結婚した。このナースは喘息持ちで、当時は私が担当医として診療していたから、病棟に勤務している時も何かと話しかけてきた。その日はしかし、別に喘息の調子がどうこうということではないらしいが、浮かぬ顔をしている。どうした？　と聞くと、旦那の手帳に、イニシャルとともに○とか△とか記入してあるのをみつけたという。

といってもピンと来ない方が多いだろうが、要するにこれは勤務表の記号で、ナースがその日に日勤であるか、夜勤であるか、休みであるかというようなことを表す。つまりこの旦那野郎は、奥さんをこっちにおいといて、どのナースが何日には都合がいいか、というようなチェックをしているのである。「私もナースなんで、すぐ分かりますよね。それで締め上げたら、あっさり白状しました。どうして男の人ってそうなんでしょうか」

そんなこと相談されても私は知らん。だけど、そういうバレバレの証拠を残しておく男の方が間抜けであり、こいつはたぶん医者としても見込みがないな、と思った。まあいずれにしても、ナースを嫁さんにするにしてもしないにしても、私のように品行方正にしていればなんの問題もないのである。異論は無視して次へ行こう。

## 女出入りの激しい医者が簡単に「秘書さん」に籠絡された

各病院には、「秘書さん」という存在がいることがある。病院によって形態は異なり、病院の内部に「秘書課」が存在して正規の（もしくは派遣の）職員となっている場合もあるが、がんセンターでは研究費で雇用している形をとっている。前者の場合は、医者全体に対してサポートすることになり、後者ではそれぞれの医者に対応する形での「秘書」になるから、一般企業と似ているのかも知れない。がんセンターでは、部長以上は1人の医者に1人の秘書がつき、医局員レベルでは2～4人くらいの医者に1人ついていた。

さてその「秘書さん」たちのお仕事は、通常の事務処理などもあるが、病院であるから、患者のデータ整理、また研究のサポートなどに入ることもある。私のところの秘書さんはナース出身なので臨床のデータを見てもある程度理解してくれ、また経験が長いので他病院のドクターに知り合いも多く、連絡係にもなってくれる。そもそも私は事務処理とか会計のことなどについては全く無知であり、彼女はなくてはならない存在として、病院を異動した今でも助けてもらっている。

秘書さんはナースばかりとは限らない。医療職の経験がなくては務まらないわけではなく、通常の事務をやってくれればよい、ということも多い。こういうのは、派遣会社を通してではなく、医局が新聞広告みたいなもので募集していた。今でもそうであるはずなので、その辺の求人広告に目を通されると、出ているかも知れない。

そういう「普通のOLさん」みたいな人が医局の中のそこここに存在しているわけである。そこでは病院内と違って医者側もバタバタしておらず、どこかリラックスしているから、「普通の」職場内の男女関係みたいなものがよくあったようだ。実際、秘書さんと結婚した医者は何人かいる。がんセンターの若い医者なんかは、ほとんど病院の仕事が生活の全部みたいなことになっているので、ナース等ではなく「フツーの女性」との接点を求める奴がいても不思議ではない。また、秘書を採用する時には応募して来た女性を医局長が面接するのだが、噂によると、その頃の医局長はとにかく美人が好きで、「顔で採用する」という話であった。また一方医局秘書に応募してくる女性は、もともと病院に（もしくは医者に？）ある程度関心があることが多いので、誘いを受ける下地もあったのかも知れない。

かくのごとく、なんだかんだで病院は女性の多いところであり、いろいろ怪しい話には事欠かない。改めて言っておくが私は全く無縁だからね。ちなみに私が全幅の信頼をおき、頼りっきりであるうちの秘書さんは、私より10歳年上で二人のお孫さんもおられる。

私ががんセンターにいた頃、レジデントに、でっぷりと太っていて汗っかきで、一見鈍重な感じがするが、なかなかよく気がついて小回りも利く、みかけによらず有能な男がいた。Aというそのレジデントは、みかけによらないと言えば非常に女出入りの激しい奴で、いつもレジ小屋に女を連れ込んでいると噂されていた。「噂」と言っても、なにせ上述のごとくレジ小屋は病院内にあるから、そこからナースとか秘書さんが出て来たりする姿はすぐに目撃され、確度の高い情報として伝わるのである。ある時、私らの部長も、朝6時頃、かなり年長のお局ナースみたいなのがレジ小屋から出て来るのを目撃したとかで、目を丸くしていた。「どないなっとんのや」、と私に聞かれても困ります。

さてかのレジデントAは、その時ローテーションで所属していた科の医長の秘書さんと仲良くなり、結婚話も出ていた。この人はその医長先生の秘書を長く務め、事務処理能力にたけており、レジデントや製薬会社の担当者はもちろん、医長先生自身からも一目置かれる存在で、気が強いことでも有名だった。

ところが、Aの女出入りの話をその秘書さんが聞きつけた。レジ小屋に乗り込んで直談判をする秘書さんに対し、Aがのらりくらりと躱そうとしたその時、部屋の電話が鳴った。Aの顔色が変わった。どうも他のナースと約束していて、その頃に電話をもらうことになっていたらしい。そう勘づいた秘書さんは、いきなり受話器を取り上げ、「はい、Aです。何か」と話したそうだ。びっくりした相手は思わず「えっ……」と声を上げてしまい、そのまま電話を切った。秘書さんはその場でAに、その相手が誰であるのかを白状させ、きちんと別れると確約させたそうである。

しかし私はどうしてこんな話を知っているのかね。誰に聞いたかは覚えていないが、もちろんA自身ではなく、そのレジデント仲間からだったような気がする。どこから漏れたのだろうか。何はともあれ数カ月後、Aと秘書さんの結婚式が行われた。出席者によると、花嫁が勝ち誇ったように晴れ晴れとした顔をしていたわきで、気のせいかAはいつにもまして汗をかいていたとのことである。

## 紀元前から取りざたされていた医者と患者のあるまじき関係

さてもう一つ、場合によってはきわめて不適切な関係になりかねないものとして、医療者と患者、というものがある。これは大昔からあったようで、紀元前4世紀頃に書かれたと言われる「ヒポクラテスの誓い」の中に、こういう件《くだり》がある。

「どの家に入ろうとも、それは患者の福祉のためであり、……男女を問わず、……情交を結ぶようなことはしません」

わざわざこう書いてあるからにはつまり、その時代から、患者やその家族と関係してしまう医者がいた、ということに他ならない。

またしても横道にそれるが、私が監修したテレビドラマ平成版「白い巨塔」では、江口洋介演じる良心的な内科医里見脩二の奥さん三知代（水野真紀）は、里見先生が以前診療して、亡くなった患者さんの娘、という設定になっていた。そんなの嫁さんにしちゃダメだろ、ヒポクラテスの誓いに反するぞ、とツッコミを入れたくなったが、あまり問題にならなかった（たぶん多くの読者は気に留めてもいないだろう）のは、そういうのをOKとするコンセンサスができているのだろうか。

ここでは患者本人のことを考える。医者は患者のプライベートな空間内に入る（これは「家」に往診しなくても、病室に入るだけで感覚としてはそうである）わけだし、体に触ったりするわけなので、「個人の関係」をミミックするような形になる。考えてみれば、「信頼するお医者さん」対「なんとかしてあげたい患者さん」という、ある意味「良好な〈医者―患者〉

関係」は、個人的な感情の萌芽になって不思議はない。むしろ、「患者の信頼」を勝ち取る「名医」は、そういう感情をうまくコントロールして利用しているのではないかとも考えられる。「私の先生」のことを、あたかも恋人の惚気《のろけ》のごとく褒め讃える婆さん、というのは読者の周囲にも一人や二人いるのではないだろうか。

かなり微妙な問題で誤解を招くかも知れないが、いろんな人間関係の中でも、医療者と患者、とか、教師と生徒、というのは、エロス的な要素が強いように思われる。教師と生徒については、内田樹先生が、どうして教師と生徒に性的なスキャンダルがよく出てくるのか、という論評をしているのを読んだ覚えがある。内田先生によると、それは教師と生徒が「あるまじき関係」になる、のではなく、そもそもそこにはそういう要素が色濃く存在するのだということである。とくに、受験生と予備校講師なんかはくっつきやすいという話をよく聞く。この場合は、余裕がなく逃げ場もない受験生の側が熱を上げやすいようである。そういやあ、どっかの大学で司法試験の受験生の女性に「泣かれて」、問題を漏洩した教授がいた。真相は分からないが、その教授の顔を見る限り、自分から関係を迫ったのではなく、女子学生に泣いて頼まれてつい、というのが本当のように思える。

それはともかく医療者と患者である。患者さんと結婚してしまう看護婦さんは、結構多い。25年ほど前、私が横浜の病院にいた時、病棟の看護婦さんが悪性リンパ腫の患者と結婚してしまったことがあった。当時も、リンパ腫はかなり予後が良い病気になってはいたが、なんたって悪性腫瘍なのだから、それでいいのか、同情しているだけと違うのか、というようなことを婦長さんとだいぶ話していたような覚えがある。これはどっちが先に愛情を抱いたのかは知らない。

## 医療者は患者に深入りしがちだが、患者がストーカーと化す危険性だってある

もちろん医者にも例がある。ご本人が本に書いておられる（『妻を看取る日』新潮社）から名前を出しても差し支えないだろうが、元がんセンター総長の垣添忠生《かきぞえただお》先生は、若い時に、ある病院にアルバイトに行って、病棟の患者も診ていた。そのアルバイト先で入院していた12歳も上の、しかも離婚歴のある女性患者さんと恋愛関係になり、妻にするならこの人しかいないと考えたそうである。当然のごとく、ご家族からは猛反対され、勘当されて駆け落ち同然で家を出た上で結婚されている。

垣添先生の奥様は、肺癌で亡くなられた。当時の担当医は私であり、そういうわけで私はこの本にも登場しているが、経過に右往左往するまことに頼りない医者のように描かれていて、カッコよくないなあと嘆いていた。それはまだいいが、1年後、この話がNHK―BSでドラマ化され、國村隼さんが先生、市毛良枝さんが奥様を演じられた。私の役もどなたかが演じて

おられたが、原作に輪をかけて頼りない。多少とも頼もしい役どころとして出て来るのは、奥様が入院しておられたがんセンター病棟のナースで、なぜか私はそのナースとやたら親しげなのである。見ていた私の家内は疑いの眼を向けたが、全くの邪推である。

ドラマの最終盤、奥様が亡くなった後、先生は、絵を趣味としておられた奥様の個展を開く。これは実際にやられたことで、私は残念ながら所用あって行けず、家内が代わりに出席した。ところがドラマでは、「担当医」つまり私が、かの病棟ナースと一緒に個展に出かけているシーンがあった。違う、誤解だ、NHKのガセだ、そんな事実はない、神に誓ってない、信じて頂戴。

そんなのは余談として、まあしかし、個人の問題であるから「ヒポクラテスの誓い」に抵触しなければ、垣添先生のように勘当されようと駆け落ちしようと勝手である。ただ、私は若い人、たとえば看護大学の学生さんには、「医療者は患者との関係には、もともとそういう性質が内包されている、ということは自覚しておくべきでしょう。その上で胸に手を当ててよく考えて、やっぱり私はこの人と、っていうのだったら止めはしません。だけれど、分からずに流されてずるずると一緒になるのはやっぱりよくない」と話している。

ところで双方の合意があれば文句のつけようがないことでも、一方的に感情を抱く場合はトラブルになりかねない。上記の、予備校講師に熱を上げる受験生なんてのは、受験が終われば憑物《つきもの》が落ちるのかも知れないが、同じような「弱者」である患者が医療者に個人的感情を抱き、ストーカーと化してつきまとう、というのは甚だ危険な事態になりうる。これも看護大学の学生さんに私は、そういう時には、相手のことに配慮する、なんてことは一切するな、とにかくいかにして自分の身を守るかを第一に考えろ、と警告している。冷たいようだが、なぜか日本では「弱者」はそれだけで正義であるような感覚があり、犯罪者であっても「弱者」であれば守られるべき、という摩訶不思議な風潮が残っているので、おのれの身は自分で守るしかないのである。

あと一つ、逆方向の「一方的感情」が危険な例として、末期医療での医療者のバーンアウト（燃え尽き）の問題がある。医療者と患者の関係が、恋愛関係に似ていて、そこに生じる感情が恋愛感情に近くなるとすれば、実際に恋愛関係にならなくても、つい「深入り」してしまうことになる。しかし、全身全霊で、それこそ恋人や家族を看るように尽くしても、相手は、上述のように、往々にして最期には人格が壊れてしまうことも稀ではない。涙を流して世話になった医者やナースにお礼を言って事切れる、なんて状況は滅多になく、不穏になる、暴言を吐く、誰が誰だか分からなくなる、ということの方がはるかに多い。そりゃあ、バーンアウトもするわな。

世の中の誰もそんなことを言わないので、私はあえて憎まれ口を叩くが、「心のこもった医療」は、一面で非常に危険である。「心」をナントカの一つ覚えのごとくに強調するのはもの の分からないド素人であり、プロはいかにして適切な距離を保つか、に腐心しなければならな い。

# 第十三章　専門医と総合医
# ——医療における役割分担

## 古代エジプトでは、医者は一つの病気だけを治療するものだった

本章のテーマは「役割分担」である。その昔、医者は「くすし」といって、つまりは薬剤師とイコールであった。江戸時代くらいまでは、ナースも薬剤師も全部コミコミで医者の仕事の範疇にあった。従って、役割分担もへったくれもなかった。以上、昔は未分化であった、というとあまりにも当たり前の結論であるように思われるだろうが、もっと遡ると、必ずしもそうとは限らないという話もある。

紀元前5世紀のヘロドトス『歴史』によると、バビロニアにはそもそも医者はいなかったのだそうだ。病人が出ると広場に連れて行く。そこでは通行人が病状を尋ね、自分や知り合いに同じ病気の経験があると、その時はこういうふうにして治った、という「治療法」を教えるのだという。そして、通行人は病人を見ると、何の病気かを尋ねずに通り過ぎてはならない、と

いう決まりがあるらしい。つまり、「医者」なるものの代わりを、今の言葉で置き換えると「集合知」が務めていたことになる。現代でも、病気になったらプロの医者のところに行かず、もしくは行っても、ネットでどこの誰だか分からん相手に「相談」している人はかなりいるようで、やってることは非常に似通っている。

その一方、ところ変わってエジプトでは、医術は高度に専門分化されており、「眼の医者、頭の医者、歯の医者、腹部の医者等がある」そうだ。そして、「医学の技術は、一人の医者は一つの病気だけを治療する、というほどに専門化されている」などと書かれており、「肺癌の医者」である私なんかももろに当てはまる。挙句の果てに「患部不明の病気の医者」まである、というのにはちょっと笑ってしまった。現代でも「原発不明癌を専門にしている医者」や「不明熱の専門家」なんてのもいるから、恐るべき「先取り」(?)である。

現代に目を戻すと、医者の専門分化はヘロドトスも吃驚《びっくり》の、行き着くところまで行ってしまった観がある。知り合いの放射線科医はヘロドトスの記述に対して、「さすがに俺みたいなCTの専門家なんてのはいなかっただろうな」、とワケの分からん自慢(?)をしていた。しかしその一方で、第十一章で指摘したように、ナースや薬剤師が「ドクター」とか呼ばれるようになって、「本来の」医者の仕事まで「侵食」する動きが出ている。皮肉なものである。

## 機中で「お医者様はおられますか?」コールがあった時の医者たちの本音は?

さて、まずは専門化、もっとはっきり言えば専門細分化の話である。東大紛争の昔(1968〜69)にも、大学教授は全共闘の学生から「あんたらは専門バカじゃないか」と非難されていたそうだが(これに対しては教授から「君たちはただのバカだ」という反撃があったということである)、さて現代の医者は、自分の専門外のことをどこまで知っているか、何ができるのか。正直に白状するとこれが甚だ心許ない。私が医学生の頃、神経内科の教官が、「お医者さんが必ず呼ばれる場面、というのは二つあって、一つは意識がない時、もう一つはお産の時」と講義していたことがあった。この先生はもちろん、だから神経内科は大事だよ、将来の専門にかかわらず勉強しなければいけないのだよ、というつもりだったのだろうが、今から考えても、この言葉でまず私などは引いてしまう。お産の時に呼ばれても、私は確実に何もできない。勘弁してくれよ、の世界である。

いきなり余談になるが、よく飛行機で「お医者様おられますか」というコールがかかる。ああいう時にどうするか、という話は我々の間でも時々出るのだが、やっぱ尻込みするよな、というのが一般的な医者の反応である。せめて怪我をしたのか意識がないのか胸が苦しいのか腹痛なのかお産なのか、くらいは言ってくれないと、名乗り出ていいものかどうかも分からない。まさかに「私は医者です」と勇気を奮って出て行き、「お産です」と言われて「じゃあダメだ。

さようなら」と引っ込むわけにもいかないし。この間忘年会で産科の先生とそういう話になった時に、「お産だったら安心して助けてあげるんだけどねえ」とおっしゃっていて、言われて当然のことではあるが彼我の違いを改めて認識させられた。

それはともかく、このトピックは最近の医学誌にも登場するくらいであって、世界中の医者（多くはなんらかの「専門家」であり、「何でも屋」はほとんどいない）にとって悩みの種であることが分かる。その一つ、昨年出た論文（Nable JV, et al. In-flight medical emergencies during commercial travel. New Engl J Med 2015; 373: 939-45）では、飛行機内での医学的緊急事態にはこれこれこういうのがある、また機内にはかくかくの設備がある、医者たるもの、ちゃんと名乗り出て患者を助けろ、と訓示している。そうではあるのだろうが、この著者の先生たちはジョージタウン大学などの救急部の先生たちで、そっちの「専門家」だしなあ。

そもそも、うかうか出て行って、下手を打ったらどうするのか、後で「誤診、医療ミス」とか訴えられないか、という懸念もある。こっちは善意で出て行ってやったのに、最近の患者は、「ちゃんとした医者に診てもらいたかった」などと、絞め殺したくなるような台詞を吐くと、ある内科医のブログに書いてあったのを見たことがある。この先生はフライト中に「お医者様は……」のコールに遭い、「やめとけ、碌なことがないぞ」と引き止める外科医の同僚を振り切って応えたのだが、専門外の怪我の処置をさせられた挙句こう言われたということである。

実際には、もし間違えたとしても、そういう時の責任を問われることはないらしい(Gendreau MA, DeJohn C. Responding to medical events during commercial airline flights. New Engl J Med 2002; 346: 1067-73)のだが、それでも、常日頃「医療ミス」にビクビクしている身としてはやはりいい気分ではない。ちなみにこの2002年の論文では、責任を問われることがない代わり、報酬を受け取ってもいけない、と書かれている。も一つついでに言うと、ワイン一杯驕ってもらうとか、座席をアップグレードしてもらうとかいうのは「報酬」のうちに入らないそうである。

それはいいとして、その患者に対しての責任云々は別として、重大な事態の場合は飛行機を緊急着陸させるかどうかの判断も当然迫られることになるので、これも悩ましい。日本の国内便だったらまだしも、太平洋のど真ん中でそうなったら、他の乗客にも迷惑がかかるし、自分のスケジュールも大幅に影響を受けるのである。私の患者にベテランのスチュワーデスがいるが、何が嫌だといってフライト中に病人が出るのが一番困る、「そのくらいだったら事故が起こった方がまだマシ」と言っていた。おいおい。

この話はここまでにして次へ行く。なに？　まだなにも解決策が示されていないではないかって？　そんなことを私の書くものに期待しないように。

## とはいっても医者たるもの、そんなに専門バカでいいのか?

改めて私自身を顧みると、内科医になってから30年、「癌ばっかり」の施設に勤務し始めてから20年も経過すると、産科や眼科などはもとより、同じ内科でも循環器だの腎臓だのというような他の領域についてはほぼ素人同様である。情ない言訳をすると、各分野とも20年30年経つと「進歩」著しく、めちゃくちゃ様変わりしているので、とてもじゃないがついていけないし、昔の知識を後生大事にとっておいてもほとんど役に立たないのである。私がかつて死ぬ思いで勉強した救命センターでのことにしたって、今や心肺蘇生のやり方からして当時とだいぶ違ってきている。

むしろ、いろんな科を回って下働きをしなければいけない研修医は、当直でさまざまな患者を診させられることもあって、各科の最低限の「最新」知識を備えていることが多い。我々は、自分の専門領域の「ホーム」で「アウェイ」の研修医を迎え撃っているから、「なんだお前、そんなことも知らんのか」とかいじめたりもするが、実際にはどっちが「役に立つ」のか怪しいものである。

ところで研修医諸君は、そういう研修期間中にこの、「そんなことも知らんのか」の小言を喰らいながら勉強していくのだが、ここで妙な逆転現象が起こる。内科外科放射線科その他が一堂に会して行われるカンファレンスなどで、たとえば外科の基本的なことに関して、「それってどういうこと?」と、初心者レベルの質問をするのは、私のような内科の年寄りである。というか、実はそういう質問なり発言なりを出すことが、カンファレンスをうまく運営するコツみたいなものなのである。

研修医は下手に質問をすると、「そんなことも知らんのか」と叱責されてしまうことを恐れて、迂闊に口を挟めない。それに引き替えこっちは気楽なもので、どうせ外科的なことをやるのは外科医だから、知らなくても恥ではない。恥にはなっても実害はない。平気で「それって何?」もしくは「私が学生の頃からあったの?」なんて聞けるのである。こういう質問をすると、研修医は(自分が聞けないことを聞いてくれて)助かるし、場の雰囲気としても、各専門家も専門外のことは知らんふり、ではなくちゃんと討議に参加している、ということになってまことによろしい。ただしむろん、自分の専門領域の話になった時にちゃんと説明できないようでは何にもならない。

それはそれとして、個人の問題として、医者たるもの、そんなに「専門バカ」になっていいのか、という疑問はどなたもおもちになることだろう。これに答えるのはなかなか難しい。実際問題として、ここまで各領域がどんどん「深く」掘り下げられると、「広く深く」というのはドラマで出てくる名医の世界しかあり得ず、現実の人間の能力を超えてしまって不可能である。勢い、「広く浅く」か「狭く深く」かの二者択一にならざるを得ないが、科学の世界は

「どこまで深く到達したか」が問われるので、研究をして業績を挙げて、たとえば大学教授にでもなろう、つまりは「出世しよう」と思えば、選択肢としては後者をとるしかない、のである。

これは別に医学に限ったことではなく、科学一般の流れである。物理学でも、ニュートン力学の美しい運動方程式は多くの人が理解できるだろうが、ああいうのをはじめとする基本的な「常識」を「広く」備えていることによって「飯が食える」のは、高校の先生もしくは予備校講師までで、大学教授になったりましてやノーベル賞を取ったりはできない。スーパーカミオカンデでニュートリノがどうたらこうたらの話を「商売」にしている先生方は、他の世界と完全に隔絶した領域に住んでいるように思える。梶田隆章先生は「研究を今後どう活かすのか」という質問に対して、「(こういうのは)役に立たない」と言い切られたそうだが、そもそもそんなの、訊ねる方が野暮なのである。

## 厚労省が推進する「総合診療」と、専門医が敬遠する老衰患者

とは言いながら、少なくとも「人の役に立てるべき」医学ではこういう風潮はさすがにいかがなものか、というわけで、アンチテーゼとして最近、「総合診療医」といった概念が提唱され、流行りになっているようである。一言で言うと、臓器別の殻の中でしか動けない専門家

(ヘロドトスの「エジプトの医者」のように)ではなく、体全体を、もっといえば心身のすべてを、「総合的に」診療する、という医者であるらしい。

確かに、患者は最初から診断名をぶら下げて受診してくれるわけではないので、なんだかわけの分からない病態に対して、どこからでもアプローチできる医者は必要であろう。NHKやなにかでそういう番組もできていて、ベテランの総合診療医が問題点を整理分析しながらカッコよく謎解きをしていくのをご覧になった方もおいでだろう。こういう分野を目指す若いドクターも増えていて、また、大学病院にも「総合診療部」があり、講座もできて主任教授がいるところも多い。ということは、そういうところの教授先生達は、「広く浅く」の学問をきわめて出世したように、みえる。

ところが、現実はそれほどうまく行っていない。そもそも、「総合診療医」を育てようという厚生労働省の方針からして、「一人の医者が一つの専門しか持たないのであれば、非能率である。これを、仮に、二つずつ得意分野を持つようにすれば、能率は倍になる」なんていう発想から出たとかいう話もあり、これが本当ならのっけから動機に不純のにおいがする。

そして、実際問題として、仮に当初の狙い通りに「わけの分からん病態から診断する」という目的が達成されたとして、その「診断がついた」患者はどうなるかというと、専門の部署で治療を受けるのである。まあそりゃあそうだよな。というわけで、総合診療部のドクターは、

「患者を治療して、良くする」ところには関与することがなかなかできない。自分たちの役割はそういうものだと割り切ったとしても、ちょっと不完全燃焼の気分になる。もっと言えば、診断がついた患者を引き取る「専門家」からすると、「ご苦労さん」てなものであり、総合診療部を下請けみたいに考える気分が、ないとはいえない。

しかしまだそれは、「患者のため」「病院のため」だと思えば慰めにもなるのだが、もっと大きな問題は、そもそもどういう患者を診るのか、ということである。

あからさまに言ってしまえば、総合診療部に回ってくる患者には、「専門家が診たがらない」人たちも多い。たとえば、診断はついてなくても、「息が苦しい」という患者が来て、血中酸素濃度が低ければ、まずは呼吸器専門医が診て、肺炎なのか喘息なのか胸水なのか、もしくはそうではなくて心不全など他の病気なのか、を鑑別にかかるのが普通である。それなのにそんな時であっても呼吸器内科が敬遠して「総合診療部に行け」というのはどういう場合か。大きな声では言えないが、明らかな老衰患者やヒステリーなど、つまりは「診たくない」患者である。

どうにもならない老衰患者は、人口の高齢化とともに増加の一途を辿っているが、「老衰」と診断されることはきわめて少ない。現代の医学は、「脱水」とか「肺炎」とか、とにかく何か診断をつけなければならないのである。もしくはそういう前提になっている。だって、95歳の年寄りでも、昨日今日年寄りになったわけではない。94歳まで「老衰」でなかったとしたら、ある日突然「老衰です」というわけにはいかない。具合が悪くなったのにはそれだけの「原因」つまり「病気」があるに違いない。そういう「前提」は、強迫観念のごとく臨床の現場を縛っている。

というわけで95歳の老人も「息が苦しい」と言って呼吸器内科に来るのだが、これを喜んで診療する「専門家」はそんなにいない。いや、脱水もある、とか、心臓の機能もおかしいのではないか、嚥下機能に支障がないか、となんだかんだ「自分の領域でない」とケチをつける。そりゃあケチのつけようはいくらでもある。なにせ脳も心臓も腎臓も（以下略）実のところ老衰なのだから、「正常」であるはずがない。では自分の、呼吸器のところだけで診るわけにはいかない、どうするか、という話になって、めでたく「全体を診てくれる」総合診療部に回すのである。この場合は、診断がついてもなかなか専門科で引き取ってはくれない。「治療も総合的にやってくれ」ということになる。

実際のところ、総合診療部なるものができる以前は、そういう「明らかな老衰患者」は、呼吸器科や循環器科や神経内科などで、「お前のところがメインだろう」と押し付け合いをしていた。仮に呼吸器科が肺炎を「治して」も、やってるうちに心臓や認知状態がおかしくなってくることは多い。こちらが「良くなった」と判断しても、往々にして家族の方で「いや、元気になっていない」と引き取りを拒否される。一度大病を患うと、「老衰」も進行するのである。自分の専門領域でベストを尽くしても全体の衰弱は進むのが目に見えている患者、しかも認知機能がやられてコミュニケーションがとれず、「良くなって」も本人から感謝の言葉もないような老人、そうした人たちの世話（本来なら家族や福祉の役割であるはずの社会的なことを含む）をやりたい「専門医」はほとんどいないのである。「総合的に診てくれる」ところがあれば、こんなに嬉しいことはない。

## 「総合診療」を訪れる患者の中の精神疾患の多さ

もう一つ、「総合診療部」受診のかなりを占めるのは、精神疾患によって「自分が身体の病気だ」と思い込んでいる患者である。お察しの通り、そういう患者のかなりの部分は自分がそうだとは考えず、身体はなんともないと診断されても、精神科の受診そのものを拒否する。この人たちが「体の病気に違いない」と受診してくるのは、たいがい「総合診療部」と相場が決まっている。本人が、「自分の病気は非常な難病で、全体を診てもらわなければならない」と訴えて来ることも多い。こういう患者が自分から専門科を受診することもあるのだが、そういう時も問診の段階でだいたい分かるので、「いろいろ難しそうだからまずは総合診療部へ」と体よく回されるのである。

かくして、大学病院等で、「総合診療部」もしくは「総合初診」などを受診する患者の中で、「ただのカゼ」などを除くと、最多の割合を占めるのは鬱やノイローゼ、ヒステリーなどなのである。私の知り合いの女医さんも、大学病院に勤務しているが、「総合初診」をやらされるのがどんなに辛いか、と切々と訴えていた。なんでも、鼠蹊部(脚の付け根のところ)に違和感がある、とか言って、診察室へ入るや否やいきなりズボンを下ろしパンツを脱ぎ出す、なんて男がザラだそうである。大学病院では「総合診療部」に「専門の総合診療医」は少なく、だいたいは各科(内科や外科等)から一定期間当番としてローテーションで回されて来るのであるが、みんなこの「お勤め」を忌み嫌っている。これが辛いのは、たとえば、「息が苦しい」と呼吸器外来に来た患者が実は貧血で、「血液外来へ行ってくれ」というのなら患者も「ああそうか」と分かってくれるのだが、「精神科に相談してくれ」だとなかなか相手が納得してくれない。かといっていい加減な向精神薬を出すわけにもいかない。来る日も来る日もそういう患者を診させられて、こっちが鬱になってしまう医者もいるそうだ。

そして非常に奇妙なことに、役所が「奨励」していることもあって、「総合診療部」は不思議に「優遇」されている。そこを受診する患者には、なにかと便宜が図られている。お上《かみ》の方針で、とにかくそういう「外来」は、最優先事項としてやっておかないといけないらしい。

このことは分かりにくいかも知れないので、ここで理解を助けるためちょっと横道にそれるが、私が長くつきあっている開業医の先生から、こういう話を聞いた。ある肺癌の患者を、近くの病院に依頼したのだが、本人が、どこから吹き込まれたか、「T大病院に行きたい」と言い出した。紹介先の病院ですでに治療を予定していたのでちょっと義理が悪かったが、そちらの病院に一応お断りを入れて、紹介状を持たせてT大病院の呼吸器内科を受診させた。この場合、診断はついているので、紹介先は「総合診療部」ではなく、呼吸器なら呼吸器の「専門外来」になるのである。ところが運悪くその日、東京は大雪であった。それでもなんとか初診手続きの窓口まで行ったが、「予約のない患者様（こういう言葉を使うだけで碌でもないところだと分かるが）は、診察できません」と、大雪の日に、しかもちゃんとした紹介状を持参している患者を、医者に取り次がずに門前払いしたそうだ。

仕方なくその場で、「最も近い日」（3週間後！）に呼吸器専門外来予約を入れ、その患者はもともと開業医の先生から紹介されていた病院に入院して、放射線治療を受けた。そしてそれが一段落したところで、その病院からの経過を含めた紹介状を持って、改めてT大病院の予約外来に行った。しかし出て来た医者に、「肺癌のようだが、これは末期でもう助からない。それに、まだ調子が悪いみたいなので、もうちょっと良くなってからいらっしゃい」と言われて、またしても門前払いだったそうである。「もうちょっと良くなってから来い」というのは、医者の台詞としてはなかなかエグいものがある。

実は、このT大病院は、かの「女医さんの前でいきなりパンツを下ろす患者」がやってくる総合初診をもつところと同一である。これは医学的常識とも矛盾しているのでお分かりになりづらいと思うが、まとめるとこういうことになる。本来、大学病院は大きな病気、難しい病気、つまりよそではなかなかうまくいかない患者をそこの専門医が引き受けて治療すべきなのだが、専門科受診のシステムが硬直していてその「本来の任務」への対応がきちんとできていない。そしてその専門科の外来はこれほどハードルが高い一方で、「総合初診」は、大学病院での診療には明らかにそぐわない患者がなんの手続もとらず飛び込んできても、一切断らない、というより「そういう外来をやれ」とお上が指令を出しているので断れないのである。「お役所の通達」は時々、こういう変なシステムをこしらえてしまう。

ただし、これもお察しの通り、総合診療部には、ヒステリーやノイローゼに混じって、「本物」の病気が一定の割合であるからまた悩ましいのである。そして当然のことながら、ベースに精神疾患のある人も、身体の病気になる可能性があることは、そうでない人と全く同じである。だから先入観をもたず診察しなければならない。これはもちろん正論である。だがしかし、目のすわった男が診察室に入ってきて、いきなりパンツを脱ぐのに対応しなければいけない女医さんの恐怖も、少しは想像していただきたい。これを「誠心誠意診ろ」というのはきわめて難しい注文であろう。

いつも「狼少年」ばかり診させられていると、肝腎な時に動けなくなる。その端的な例として、２０１５年12月29日の佐賀新聞に、こういう記事が載った。40代の女性患者が「両下半身に力が入らなくなった」と訴え、車いすで来院した。患者は精神科に通院中で、呼吸が極端に速く、上半身が震えていたことから、担当した総合診療医は、「転換性ヒステリー」の可能性が高いと判断し、コンサルトした神経内科医から「血液検査と脊椎のＭＲＩ検査を行うべき」との具申があったにもかかわらず、血液検査だけ行い、ＭＲＩ検査は後日行うことにして他の病院に転院させた。しかし3日後にＭＲＩ検査をしたところ、脊椎に血腫が見つかり、附属病院で緊急手術したが、女性は両下半身の麻痺と膀胱直腸障害が生涯続く重い後遺症が出た。院長は診療が不十分であったことを謝罪し、再発防止策に取り組むと約束したという。

こういう記事をみると、多くの読者は、「ひどい病院だ」「なんという医者だ」と憤慨されることであろう。そうではあるが、私はこの担当の先生に（こっそりではあるが）同情する。私もこういうことを、やりかねないと思う。精神科に通っている患者、明らかに精神疾患の症状を有する患者が、身体的な病気にかかる確率はそうでない人と同じである、もしくはより高い、というのは、もちろん当たり前のことなのであるが、それでも、である。こういう、「多数のノイローゼ、ときどき地雷」の診療を喜んでやろう、数多くの「身体はなんともない患者」の中から本物の「病気」を見つけ出そう、という医者は、よほどモチベーションが高くないといけない。「お上の方針だから」と、よその領域の「専門家」を無理矢理引っ張って来てやらせても、うまく行くはずがないと思う。私のみならず多くの医者が「総合診療部」に懐疑的なのはこういう理由による。

なに？　それって、専門領域での「出世」ばかり気にする、医者の方が悪いんじゃないかって？　もちろんそうだ。ただし、圧倒的多くの医者は、私と同じく、またあなたと同じく、良心も意欲もあるが、その一方で欲張りで怠惰な「俗物」である。それを「お上の意向」に沿って動かそうというのであれば、強制収容所かなにかで思想教育をするよりあるまいよ。

## 「うちは長期の入院はできないから出て行ってくれ」という急性期病院とは何か？

さて、病院内の「役割分担」とはまた別に、病院間のそれ、というのもある。慢性疾患で寝たきりになってしまったところ、病院から「長期の入院はできないから、出て行ってくれ」と言われた、というような話はあちこちにある。新聞テレビでの見聞きはもちろん、身近な人からそういう気の毒な話を聞いた、という方も多いだろう。こういう時に病院が持ち出すのが、「うちは急性期病院なので」という台詞である。細かい定義とか運用とかはすっ飛ばすが、これまた身も蓋もなく表現すれば、そういう病院は、とにかく多くの重病（もしくは大けが）の患者を受け入れて治療し、「助けねば」ならない。もうやりようがなくなった患者は、ここで入院させていても仕方がなく、次の患者を診療するのに邪魔になるだけ、ということである。

多くの、というかほとんどの大病院はこの「急性期病院」を標榜している。それによって収入面でも優遇され、人材も確保され、また多くの患者を診療することにより教育や研究でも「業績」を上げることができる。若い医療者もそういうところに行きたがる。同じ患者、病態に変化が出ない患者をずっと診続けるのでは「勉強にならない」のである。こういうところにいる「専門の医師」が、老衰患者を忌避するのは当然の成り行きだろう。

私自身は、「急性期病院」という言葉があまり好きではない。機械の修理をしているみたいな感じがする。イメージとしては「パパッと治して、ほい次」というものであるが、人口は高齢化しているし、なにより治せるものは開業医さんでも治せるようになっているから、大病院にやってくる患者は、そうそう簡単に「修理」できないことが多い。勢い、不完全なまま転院させようとしてトラブルになったりすることも出てくる。

この話が出たついでに、本書の終わりの方でも詳しく書くが、ここでちょっと触れておくことがある。現代医療の一つの、というよりたぶん最大の問題点は、「医学の進歩」を具現化した「急性期病院」が、患者を「死なせられず」、中途半端に「治して」しまって、それで「役割を果たした」とするところに起因すると私は思っている。

ところで、私は乱暴な物言いをするので意外に思われるかも知れないが、相当に感傷的なところがあって、どうにもならなくなった患者を「手放す」ことに抵抗を感じる。やはり「死ぬまで」診るのが医者の本分ではないか、と内心で思っている。実は、今のシステムでそれが唯一可能なのは進行癌の診療である。ファミレス同様に「回転」を気にする病院に対しても、「どうせこの患者は癌で、間もなく死んでしまうのだからこのままうちで診療を継続してもいいだろう」という言訳が通用するのである。この辺のことは新潮新書『医師の一分』に詳しく書いたから割愛する。

私事で恐縮だが、2015年4月に父を亡くした。散歩中に転倒し、頭を強打したのであるが、最初は「命は助かるだろう」と思われていた。ただしCT所見等からして人格を含む高次精神機能は絶望的であった。母も介護を続ける覚悟をしていたが、外傷による脳の損傷から痙攣が頻発し、そのコントロールのためには呼吸状態を抑制するほどの薬物を使わなければならなくなった。もちろんそれでも、人工呼吸管理をすれば「命はつながる」のであるが、85歳の父に対してそういう治療をすることは母も、なによりも元気な時の父自身が否定的で、対症療法のみをお願いしたのである。

父が死んだ後、母から、「知り合いの人から、ご主人はいい死に方をされた、と言われたわ。その方のご主人も同じように頭を打って、意識が戻らないままなのだけれど、命は助かってしまって、病院から出て行ってくれと言われ、施設も長くはいられず、自宅でつきっきりで介護しなければいけないのだけれど、もう共倒れになりそうなんだって。それに比べれば……って」と聞かされた。そうだろうな、と思う。

何はともあれ、「急性期病院」はいろいろ優遇されているので、人も多いし設備も揃っている。やはり病院は綺麗で新しいところが好まれる。どうなるかというと、大病院で「急性期」の治療が完了しても、患者や家族は動きたがらない。地元に戻れ、とか、リハビリ施設に行け、はまだしも、もうやることないから老人病院にでも行け、というようなのには強い抵抗を示す。それは、「治療のレベルが下がるのではないか」という懸念もあるのだが、それよりも「どうせやることがなくて死ぬのなら、綺麗で新しい病院で死にたい」という理由が大きいことも多い。

最近は、上流階級の子供は「どこの病院で生まれたか」がステータスみたいになっているらしい。たとえば「キリスト教の愛の力をもとに計画されてできた、生きた有機体」と謳っているS－L病院では、お産の費用もやたらと高いのであるが、そこで出産された子にそのロゴが入った産着をプレゼントしてくれるそうである。そしてそれが親の自慢のタネになるという。これを聞くと、S－L病院は、もとの理念がどうかは別として、また良いか悪いかは別として、「お金持ち御用達」になったのだなあ、ということがよく分かる。それならば、死ぬ時も、「どこの病院で死んだか」を重要視する気分は、もっとよく分かる。

しかしもともと保険外のお産の場合は、金を積めば、というのが分かりやすいが、保険医療だとそうそうあからさまな差別化はできない。それに、「いつまで」がほぼ決まっているお産と違って、「いつ死ぬか」はなかなか推測が難しいので、それまでずっと高額の差額ベッド代を払える人は、あまり多くない。結果、「金はないけどいい病院にいたい患者」と、「差額ベッド代も払えないのに居座られるのは困る病院」の争いは、多くの病院で日々繰り広げられている。

とばっちりを受けていい迷惑なのは、「急性期病院」ではない中小の医療施設である。どう言い繕おうと、ここでの医療は「一段下のレベル」としてしか見られず、患者からすれば転院は「都落ち」である気分を拭えない。要するに、「役割分担」とは言いながら、その実は「病院の序列化」であって、かつての医局講座制のもと、大学病院が頂点で「関連病院」がその下にへーコラしていたのと、構図的には似たようなものである。それならそれでせめて医療報酬で「下に厚く」すればいいようなものだが、上記のごとくむしろ「急性期病院」が優遇されているので、そういう中小の医療施設はどこも苦しいそうである。

## 命は平等ではない現実と救急医療

ただし、これも『医師の一分』で書いたが、なんだかんだ問題点はあるにせよ、「役割分担」がないと、医療は効率化されない。ということは、助かるものも助からなくなる、というのも事実である。これを突き詰めれば「命は平等ではない」ということになるのだが、ここではそういう大きなテーマはちょっと措くとして、いくつか「事実」だけを記して、あとは読者にお考えいただく。場面は「またか」と思われるかもしれないが、救急医療を例にとる。

救急車の要請件数はどんどん増加し、それに伴って出動が遅れてしまうことが問題となっている。そして要請の多くは、実は「不要不急」のことであり、タクシー代わりに呼ぶ、という不逞の輩も後を絶たない。これに対して、救急車を有料化すべきだ、という議論があるのはご承知と思う。私は何回か救急車に同乗したことがあるが、救急隊員の人から、「一番多い要請理由をご存知ですか？　酔っ払いです。こっちが助けに来ても、暴力振るったりゲロ吐いたり、嫌になります」と言われて心から同情した。

運び込まれる救急病院の側も、病床と医療スタッフが無限に揃っているわけではない。最も扱いに困るのは老衰患者である。家族の方から頼まれると、なかなか断ることはできない。その実、本音は上記のごとく「いい病院で死なせたい」とか、もしくは「いい病院に担ぎ込まないと親戚がうるさい」などということで、これによって他の救急患者を収容するのが難しくなるのは、どう考えても本末転倒である。お察しの通り、この構図は、T大病院の専門外来と総合初診の関係と共通項をもっている。

私が研修していた時も、そういう患者の搬送は時々あった。指導医は「おい、今日は坊主をやるぞ」と言い、つまりは家族に話をして納得させ、引導を渡す、という仕事という意味である。形だけ心臓マッサージなどをやって「ダメでした」でも良さそうなものだが、この指導医の先生は、「心肺蘇生をやる時には、本当に気合いを入れてやらないといけない。形だけ、なんてことをやっていると、ここぞという時に、一種の怠け癖みたいなのがついて、気合いが鈍る。だから、やる時には、相手がどんなのでも、本気でやらないとダメだ」と訓示していた。おっしゃる通り、だろうね。

私の患者であり親友であり物書きの指南役でもある新潮社の編集者は、心臓発作で倒れたが、救急隊の手で蘇生され、完全復活を遂げた。この経緯は『見送ル』（新潮社）の中に書いたが、良くなってから彼は助けてくれた救急隊員たちを消防庁に訪ねて、お礼を言った。その隊長さんは涙を流さんばかりに手を取って喜んでくれたという。私にはその理由が分かる。その隊長さんは、蘇生術にかけてはベテランでエキスパートだったらしいが、そうであればなおさら、「どうしようもなかった患者」もしくは「命は助かったけれど植物状態になって、いっそ助からない方がよかった」患者を数多く見ていたのである。わが編集者のように完全社会復帰を果たした患者は、かのエキスパートにとっても非常に稀だったのである。

## 今の医療で最も足りないことは「死なせること」

さて、いろいろととりとめのないことも書いてきたが、ここで一つの問題点だけ指摘しておく。今の医療における役割分担で、決定的に不足しているものの一つが、「死なせるところ」である。これは、近代医療が「助ける」ことを第一義としてきたからであるのは間違いない。ごく一部、ホスピスが「死なせる医療」を担っているのだが、上記の近代医療のアンチテーゼとして出て来たこともあり、「助ける」医療との隔絶が顕著になって、一部で教条主義的になっている。私はこれを「タリバン化」とけなしているが、この詳細は新潮新書『偽善の医療』をご参照いただきたい。

だがしかし、人間の死亡率は古今東西不変であり、ずっと100%なので、ここの医療が不要になることはあり得ない。というか、そもそも医者の役割とは何かを考える時に、これは最後まで残るものではないかと、私は考えている。この間ユーチューブを見ていたら、桂米朝師匠が、「お医者さんには、どういうふうにして死なせるか、を考えてもろたらいいように思いますがな」とおっしゃっていた。本書も終盤に入っているが、これからは、この米朝師匠の言葉をメインに据えて考えていきたい。

# 第十四章 臨床医の地雷原
# ——医者を取り巻くリスク①

現代医療が高度化しているのは確かであるが、古今東西万古不易の絶対真理に、何をどうやったって人間は結局は死んでしまう、ということがある。単細胞生物はずっと分裂を続けていくから、「子孫」と「自己」との境界が不鮮明で、その意味で理論的には「死なない」と言えるのかも知れないが、人間の個体は子孫を残して、もしくは残さずに、必ず死ぬ。アルフォンス・デーケン先生は講演で「人間の死亡率は100％で……」とやって聴衆をギョッとさせるらしいが、これでギョッとするのはつまり自分が必ず死ぬことをみな自覚していないからだろう。

私は最終的な医者の役割はそこに行き着くと考えていて、前章の最後に書いた通り桂米朝師匠もそうおっしゃっていたのは心強い限りである。「白い巨塔」以来のつきあいであるフジテレビのドラマプロデューサーM君は、その後もいくつかの医療ドラマを作っているが、彼の作品では、主人公がいかに尽力しようと助けられずに死んでしまう患者が多く登場する。「だって、患者って、死ぬんでしょ?」というのが彼の理屈で、これはもちろん、全面的に正しい。

だがこういう考えは世の中では異端であって、おそらく読者含め大多数の同意は得られないものと思う。医者は、患者の命を助ける存在である、というのが「定説」である。これに逆らう人間は人非人で、医者ならば悪魔的な奴で、たとえば『ブラック・ジャック』で主人公から「死神の化身」と非難されるドクター・キリコがその代表である。

百歩譲って(別に譲らなくてもいいか)「医者は、患者の命を助ける存在である」というのを認めるとしても、「患者の命が助けられない場合は、医者が間違いを犯している」となると話がおかしくなる。ここにこう書けば、「患者は決して医者に神業をやれと言っているのではない、すべての病気を治せなんて、そんな過大な要求はしていない」、という反論があるだろう。私もこの反論の趣旨には同意するのだが、それはあくまで「多くの患者は」という条件付きで、一部の急進的というか過激な考えをもつ患者や家族は、確かにいる。それは当然、トラブルのもとになる。

医者と患者のトラブルには、医者が悪いもの、患者が悪いもの、どっちも悪いもの、そしてどっちも悪くはないが行き違いがあったもの、などいくつものパターンがある。すべて医者が悪いという議論に、私は与しない。明らかに患者側に問題がある事例も数多い。それに対して、

「自分はそういう悪い患者ではない」と反論されることに意味はない。あなたのことをどうこう言っているのではないからである。もちろん、同様に私は、自分自身が悪魔のごとき医者だとは思わないが、世の中にとんでもない医者がかなりの数存在することを否定しない。そいつらの中には幻冬舎から著書を出したりしているのもいるのが困ったことだけど、まあそれについては深入りはやめよう。

私が大学卒業後すぐの研修の時に、一緒にやっていた同級生が、受持ち患者のことで困っていた。その患者は非常な難病で、それ自体は仕方がないことなのだが、問題は家族が、「病院というのは患者を治すところだから、入院していて病気が悪くなるというのはあり得ない、悪くなるのは医者が間違っているのである」と主張して聞く耳持たないことなのだという。そんなことがあるのかと半信半疑だったが、いざ患者が亡くなる時に、その家族が病棟で、「病院で人が死ぬなんてことがあるのか！」と、壁を叩いて喚いていたのにはビックリした。担当医の同級生は、この時は疲弊していたが、その後はすぐに立ち直ったようだった。彼は真面目だが非常に聡明な男で、こんなのは向こうがおかしいのだということが分かるからである。

これは30年前の話であるから、さらに医療が「進歩」した今となっては、この手の勘違いはもっと多くなっているかも知れない。こういう極端な例では医者が完璧でもトラブルになるだろう。まして実際の医者は間違いもするし悪いところもちょっとはある生身の存在だから、トラブルの種はどこにでも転がっている。医療現場はその意味で地雷原である。そして一部ではあるのだが、裁判沙汰になったりする。まさかに、これから医者になろうかという諸君が、そういうことを知らないということはないだろう。しかし自分がしっかりしていれば、誠心誠意やっていれば、そんな問題とは無縁でいられると思っていはしないか。残念ながらその考えは大甘と言わざるを得ない。

## 産科医が絶滅した州や郡まであるアメリカの医療過誤裁判

訴訟の本場アメリカでは、以前は交通事故が裁判のもととして最多であり、うじゃうじゃいる弁護士にとっての飯の種であった。何か事故があると被害者を焚き付けて訴訟を起こさせ、賠償金をふっかけて自分も儲けようという弁護士が向こうには山のようにいるそうで、そういうのを"ambulance chaser"(救急車追っ掛け屋)と称する。この言葉は普通の辞書にも載っている。自動車保険の普及などによって交通事故を裁判に持ち込むことが難しくなると、この弁護士連中は、医療訴訟に目をつけるようになったそうだ。

もともとアメリカの医療費が目の玉が飛び出るほど高いので、その反動もあってか、医療過誤の裁判等で要求される補償額はべらぼうな金額になりやすい。また向こうの裁判所は、「払えるかどうか」なんてことを考えずに、障害の程度等から機械的に計算をして、「吹っかけた」金額をそのまま認めたりするのである。この場合、被告が払わなければいけない金額が多くなると、当然弁護士の実入りもよくなるのである。

これで壊滅的な打撃を受けたのがアメリカの産科である。60歳や70歳の癌の患者が医療過誤で死んでしまったとしても、慰謝料は別として、患者の逸失利益に基づく補償金はさほどにはならない。どのみちあまり先が長くないからである。ところが、お産の事故で、その子が一生ものの障害を負ったりすれば、生涯にわたって面倒をみるための費用が生じてしまうために、天文学的な補償額が必要になる。それは、いかに荒稼ぎするアメリカの医者でも、年単位の収入を一朝一夕で吐き出すくらいになるらしい。それでは怖くてやっていられないので、産科医は賠償保険に入る。しかしそれでも、なにせ訴えられた時にとられる金額が半端ではないので、保険会社の方も保険料をどんどん吊り上げざるを得ない。その結果、高額の保険料に耐えかねて（年間数千万円レベルになるのだそうだ）、産科を廃業する医者が増え、また若い人もそちらの道に進んだりせず、産科医が「絶滅」した州や郡があると報道されている。

日本では、幸いなことに弁護士人口がさほど多くなく、また裁判を好まない風土があって、医療訴訟の数はもちろんアメリカほどではないが、問題の本質は変わらない。産科医問題についても、日本産科婦人科学会や日本産婦人科医会が、繰り返し危機的な状況を訴えている。加えて日本では、何かの「ミス」により刑事告訴されるという欧米にはみられない「医者のリスク」があり、我々はある意味ではもっと怖い状況に置かれているのである。

## 財前五郎は本当に裁判にかけられるべきミスを犯していたか?

ここで、民事裁判と刑事裁判について、簡単にまとめておく。具体例がないと分かりにくいだろうと思うので、毎度のことで恐縮だがかのM君と一緒に作ったドラマ平成版「白い巨塔」を題材にとることにする。

良心的な内科医・里見脩二が診断した食道癌の患者を、傲慢な外科医・財前五郎が手術した。手術そのものはうまくいったが、術後に患者の状態が悪化した。術前にCTでわずかに写っていた肺の陰影が実は転移巣で、術後急速に広がり、癌性リンパ管症となって患者は呼吸不全に陥ったのである。財前は多忙にかまけて術後患者を回診せず、若い医局員柳原に口頭で指示を与えるだけの任せっぱなしで、「術後肺炎」としての治療しかしなかった。里見は再三にわたって精査を勧めるが財前とその意を汲んだ柳原たちに拒否される。ついに患者は死亡し、病理解剖で肺炎ではなく「肺転移、癌性リンパ管症」と診断される。患者の家族は「おとうちゃんは財前に殺された」と、大学病院(当時は「国立大学」なので、正確には被告は「国」になる)と財前個人を訴える。この「訴える」というのは、民事訴訟で、被告に対して事実関係を認め、賠償金を払うよう求めているのである。

繰り返すが、財前が訴えられたのは民事裁判である。仮に、家族が主張するように、患者が財前に本当に「殺された」、とすれば、財前は「犯罪者」として刑事裁判にかけられることになるはずである。もちろん故意でなくても、非常に重大なミスで「死なせてしまった」ということであれば、業務上過失致死、というのに問われる可能性があり、これも刑事裁判の対象になる。しかし財前のケースでは、「故意の殺人」ではないことはもちろん明らかで、「業務上過失致死」にも該当しない。転移がある状態で、すでに食道癌として治癒不能なのであるから、それが分かっていようと分かっていまいと、認識していようとスルーしていようと、どのみち「癌で死ぬ」のは避けられない。「避けることができた医療ミスによって、本来ならば死なずに済んだところを命を失った」というわけではないのである。

これに対し、「民事裁判」は、とにかく原告と被告の間に、折り合いがつかない場合に、いわば「納得できない場合」に起こされる。だから財前にミスがあろうとなかろうと、それは本質的な問題ではない。とにかく遺族と財前の間がこじれた、それが裁判所に持ち込まれた、というだけである。

別の角度から眺めてみる。医療ミスが仮にあったとするとどういう状況が考えられるのか。この患者では、「切れば治る」と思われていた食道癌が実は進行していて、術後にどっと悪くなって致死的になった、ということである。そうなると、悪化してからの救命は難しくて、

「ミス」は、「進行していたのを見逃した」という診断の誤り、ということになる。だったら、一番に責任を問われるべきは、「切れば治る」と考えて外科に渡した里見であるはずではないか。

しかし、原告である遺族にしてみると、「里見先生を訴えよう」という発想がそもそも出てこない。そこに「トラブル」がある、という考えが存在しないからである。極論すれば、遺族が財前を訴える一番大きな理由は、面談の時に態度が悪かっただの、回診に来てくれと頼んだのに多忙を理由にして来なかっただの、というような「不満」に行き着くのかも知れない。そこでとにかく訴えて、あれこれ探した挙句、二審になって初めて財前には「落ち度」が出てきたのだが、それは手術前に外科的切除以外の代替治療を説明していなかったという、最初の「訴えた理由」と全然別のことでの「説明責任」を問われたのである。

これは正直、我々としては堪ったものではない。態度が気に食わんとか言われて訴えられて、その後でいろいろと粗探しをされた日には、私なんかも相当危ないだろう。だけどこの場合は、遺族もそんなに狂犬みたいな連中ではなくて、「これで患者は死にました、では納得できないのも無理もないよな」というところがあって、それが視聴者の共感を呼んだのだと思われる。

しかし、もしそうなら、このトラブルは回避できた可能性が十分にある。

術後に悪化した時、もしくは、死んでしまった後ででも、財前が、「残念だが手術の前は切れば治ると判断した。あの時点で転移が分かっていたとしたら、どのみちこの患者は助からなかったことになる。結果論では手術は無駄だったが、だからといって最初から諦めるわけにはいかなかったのだ。あの時、患者の命を救うための最善の、ほとんど唯一の方法が手術であるという判断は、やむを得なかったものなのだ」と説明していれば、だいぶ違ったはずである。家族が「訴えてやる」と思わなければ、財前にミスがあろうとなかろうと、民事裁判にはならないのである。

そうなると、財前は「俺はミスをしていない」ということに拘ったのが致命傷のようだ。医療ミスをするようなヤブではない、そう思われるのは心外である、こう考えてしまったのが間違いのもとなのである。ミスがなければ、刑事裁判で罪に問われることはないのだが、民事では「ミスがあったかどうか」と「トラブルになる・裁判になる」もしくは「その裁判に勝つ・負ける」ということはイコールではない。プライドに邪魔された財前は、そこが理解できなかったのだろう。

## 被告は病院か、医者個人か、その両方か?

話は横道にそれるが、こういう場合、誰を「被告」として訴えるか、ということにちょっとだけ触れておく。昭和38年を舞台にした原作の『白い巨塔』では、遺族は財前五郎個人を訴えているが、これは現在では一般的ではない。賠償請求をするのに、個人を訴えても多額の賠償金はとれないし、示談金を払うのも難しくて示談にもしにくい。だから「病院」の責任を問う、という方が多い。国立大学病院であれば「国」ということになる、というのは上記の通りである。

よって最近の医療訴訟の多くでは、「病院」もしくはその設立母体が被告になるのだが、それでも担当医個人を被告に加えて提訴される場合もみられる。これは、財前の場合のように、原告側に、個人に対する強い恨みがある場合である。これを私に解説してくれたのは、私が若い時に勤務していた病院の上司である部長で、なんでも知り合いのドクターが提訴された、しかも個人としても訴えられた、ということで、「あいつはよほど家族から恨みを買ったのだろうな」とコメントしていた。

もう一ついでながら、これが刑事裁判で、財前が業務上過失致死に問われていたらどうなったか、というのを解説しておく。刑事裁判は検察と被告人財前の間のものなので、患者の遺族は「当事者」ではない。よって財前が有罪になったとしても、もちろん賠償金も何もとれない。どころか、証人申請でもされない限り、裁判において発言権もなく、事実関係の解明においても情報開示は一般と同じになるのが従来の姿であった。つまり「部外者」として扱われ、下手をすると「本当のところどうだったのか」、ということも十分に知らされずに終わってしまったのである。これに対して犯罪の被害者がそんなツンボ桟敷に置かれるようなことでいいのか、という議論が出て、２００８年12月から被害者参加制度が実施されている。これにより被害者やその遺族が裁判に「参加」し、発言等が可能になっている。

## 医者の親切が仇になる恩知らずな患者もいる

この民事と刑事の違いを頭に入れておいていただいて、まずは万国共通の「民事訴訟」の方を考えてみる。ここで問題なのは、上記のように、「ミスをしたかどうか」が本質的な問題ではない、ということで、要するにケチのつけようはいくらでもある、ということである。そして民事訴訟ではご案内の通り、訴えられたら受けて立たないと全部相手の主張を認めたことになるので、どんなにアホらしいと思うことでも、また忙しくても、「手を抜く」わけにはいかないのである。

以下、私は医者であるから、どうしてもこちらの立場で「こんなことで訴えられてもかなわないな」という事例ばかりなのは御勘弁いただく。幸いにして私自身はまだ裁判の被告になったことはないが、身近に訴えられてしまった同僚もいるし、また「一歩手前」くらいの話はゴロゴロ転がっている。どういうことでクレームがつくか、というのをいくつか列挙してみる。

まず、これは実際に裁判になって、遺族側が敗訴した例だそうだが、癌の術後、病状が進行していたので担当医が抗癌剤投与（もちろんリスクもあるが、それも含めて説明し）を勧めた。患者は当初、「お金がない」などと渋っていたが、医療者側が医療費減免その他の制度を説明し、患者は了承した。しかし結果、副作用のため患者は亡くなった。争点の一つが、「医者が、患者に対して、医者個人が適切であると考える治療を勧めるのは、自己決定権の侵害である」という遺族の主張だったそうだ。

ぶっとんでしまいそうな話で、医者が自分の知識に基づき、専門家として「ベストと思われる」治療を勧めるのは当然であると、裁判所も認定している。しかもこの先生は、説明の時に、「最終的には患者が決めることではあるが」とちゃんと言っていたということである。なのにどうして、と思うが、遺族からすれば、本人が抗癌剤をやりたくないというのに、「どうしてやりたくないのか」の理由まで聞いて、医療費減免の工面までしたのが余計なお世話であり、外堀を埋めて患者を追い込んだ、という理屈だったらしい。人に親切にして碌なことはない、と思える話である。

その次。ちょっと専門的になるが、小細胞癌という、肺癌の一型がある。非常に進行が速いことで悪名高く、早期発見は不可能とされている。発見時に他の臓器に転移があるのが6割で、この場合は抗癌剤治療しかない。まだ胸の中に限局しているのが残り4割で、その場合は抗癌剤と放射線治療を行い、4人に1人くらいは「治る」こともある。この時、放射線治療ととももに用いる抗癌剤Aは、転移がある時の抗癌剤Bとは違うものを使うことがガイドラインで推奨されている。「抗癌剤」としての効果はBの方が高いが、放射線との相性はAの方がよく、限局型では放射線治療の効果がAとBの効果の差を上回るのである。

さてある年末、それも12月27日とか28日といった押し詰まった時になって、一人の患者が呼吸不全に近い瀕死の状態である病院に担ぎ込まれた。肺に大きな腫瘍があり、これによる圧迫であることはすぐに分かった。担当医は、休みに入ろうという時期ではあったが各方面を走り回り、なんとか検査をしてその腫瘍が小細胞癌であることを診断した。そして年末年始の休みをすべて返上して、上記の抗癌剤Bを使った治療を行い、年明けしばらくした頃に、患者は生命の危機を脱した。

当然のことながらその治療の最中は、年末年始の休み期間だったこともあって、他の臓器への転移を調べる余裕はなかった。とにかく胸部の病巣をどうにかするのに精一杯だったのである。年明けの検索で、他の臓器には転移がみられないことが判明し、担当医は患者と家族に、「良かったですね、転移はなかったですよ」と伝えた。これに対して患者と、なにより家族が怒ったということである。

どうして怒ったのかと、訝る読者は正しい。私もわけが分からなかったが、要するに、「他に転移がない」のであれば、治療法は抗癌剤Bではなく抗癌剤Aと放射線治療であり、それでもって「治る」可能性が一番高いとガイドラインに書いてある、担当医は行うべき検査をせず、結果的に患者の不利益を招いた、というのである。これまた、「親切」が完全に裏目に出ている。

この患者は弁護士で、息子も法曹関係者とかいう話だったが、日本の弁護士がこういうレベルであれば、わが国の将来は暗澹たるものだと思われる。実際には患者は担当医を訴えるところまではしなかったが（さすがに訴えても勝てないと思ったのかも知れない）、その病院から私の勤務していた病院に転院を希望し、やってきた。上司から「お前が診るか」と聞かれたが、私はこう言って断った。「そういうのは、日本語で『恩知らず』という奴です。絶対にまたトラブルになるのは目に見えています」。結局新しく担当になったのは私の同僚だが、案の定、病状が思わしくなくなった際にまた向こうがごちゃごちゃ言い出し、再び他の病院に転院して行った。とにかく弁護士センセイだから、転院先を世話してくれる伝手はあるらしい。

我々の世界では、こういう「格言」がある。

「担当医と折り合いが悪くて、一度医者を替える患者は、アリである。ただし、二度医者を替える患者は、絶対に患者の方に問題がある」

そんなのは「医者側の論理」と言われるかも知れないが、こういうケースが実際にある以上、私もこの格言は正しいと思っている。

## 「癌の疑いがある」と言われて「精神的被害を受けた」と訴えたがんセンター患者

もっとレベルが下がると、ほとんどなんでもありの世界になってしまう。私が驚いたのは、がんセンター時代に、先輩の外科医が訴えられそうになった、という話である。なんでも結果的に癌ではなかったのだが、紹介されてきたその患者のCTなどを見て、「これは肺癌の疑いがあるからちゃんと検査した方がいい」、と言われたのが「ショックで、精神的損害を蒙った」というのである。ちなみにこの外科医の先生は人格的にもきわめて穏やかな人で、この話はご本人から直接聞いたのではない。同僚外科医が、「そんなバカな話があるのか」と憤慨して、私に零したのである。

繰り返すが、「がんセンターへ行け」と言われて受診したがんセンターで、医者から「癌の疑いがあるので精密検査をした方がいい」と言われて「精神的被害」を受けた、というのである。冗談としか思えない。結局、相談された弁護士の方が、「そんなことでは公判を維持できない」と断ってしまい、提訴には至らなかった、というのはその同僚外科医の伝えるところである。ただし、世の中には変なのがいて、弁護士を立てずに自分だけで、こういうレベルで訴訟を起こしているのもいるらしい。上記のごとく、民事訴訟ではこんなのにも相手をしなければ敗訴するので、忙しいのに法廷に行ったりしなければならない医者もいて、お気の毒というよりこれぞ社会資源の無駄遣いである。

## 患者ではなく医者を「防御」する「防御医学」という考え方

こういう医療訴訟は、別の意味からも社会資源の浪費につながることを示唆する論文が最近発表された。ハーバード大学のジェナ先生たちの報告では、フロリダで2万4000人以上の医者を9年間にわたって追跡研究したデータによると、診療にお金をかける医者ほど、「医療過誤」で訴えられる確率が低いということである（Jena AB, et al. Physician spending and subsequent risk of malpractice claims: observational study. BMJ 2015; 351: h5516）。この論文の意味するところを考えてみる。同じ病態に対して余計にお金をかけるということは、つまりは余分で、もしかしたら不要な検査とか治療とかをしているということで、それによって患者は「満足」して訴えを起こさなくなる、というのである。ということはちゃんとした医者ほど訴えられてしまう、という話になりかねない。

医者が、患者のためではなく、自分自身を守るために、医学的な必要性を超えて検査をしたり治療したりすることを防御医学（defensive medicine）という。この言葉は私が学生の時にも聞いたので、相当に歴史の古いものだと思われる。くどいようだが、「防御」されるのは患者ではなく、医者自身である。この論文は、そうした防御医学が、確かに「医者の身を守る」ことになっているらしい、という裏付けを与えるものである。そうするとどうなるか。「余分な診療」によって懐が痛むのは医者ではないから、患者の金か保険診療の金を使って「防御医学」にいそしむ方が我々のためだ、ということになってしまう。

ちなみに自称「最先端医療」を駆使して、癌でもなんでもすべて治してしまう、というような民間療法を喧伝するクリニックの類は、そういう「防御医学」の達人でもある。とにかくやたらめったら検査をして、病状が悪化すると絶妙のタイミングで他の病院へ紹介してしまう。なにせ「自分のところには入院設備がないので……」という、必殺の言訳があり、患者はもともとそれを承知だから、文句のつけようがない。そういうクリニックのパンフレットの一つを見て笑ったことがあるが、「院長、誰々」「事務長、誰々」の次に、「顧問弁護士、誰々」と記載があった。対策は万全だね。

## 医療側のミスや不注意ではなく「患者がどのくらい気の毒か」で支払われる医療訴訟の賠償金

それはともかく、「普通の」医者まで防御医学に走るのは、もちろん好ましいことではないが、その根底には法曹界に対する医者側の不信もある。多くの弁護士が、金のためなら何でもする三百代言なのは今さら嘆いても仕方がないが、なにせ裁判官からして医療の素人であるから、まともな判断なんてできないのである。

この「偏見」が正しいのかどうかをみていく前に、まずは前提事項を確認しておこう。患者にとって不幸な事態が起こったとする。それが病気そのもののためであれば、医療者には責任はない。あくまで、何かやった医療行為による有害事象の結果であった時に責任の可能性がある。むろんこの場合、必要な治療をせずに悪化を防げなかった、つまり、「何かやった」結果でなく「何もしなかった」結果、という場合もあるが、それも含んでのこととお考えいただきたい。

この「有害事象」というのはいかめしくて馴染みが薄い言葉だと思われるが、薬の「副作用」などもこれに含まれる。手術などで合併症を引き起こした、というような場合には「副作用」というのはそぐわない。また「有害事象」には、とにかく何か悪いことが起こったのだが、その因果関係は不明（本当にその薬のせいで生じた「副作用」かどうかはまだ分からない、など）の場合にも使われる用語である。

そして、その有害事象のうちでも、医療者側のミスとか無能とか、とにかく「防げたのに」という場合にのみ、医療者は「責任」を問われる。総称してこれを「不注意」(negligence)と呼び、これをしないようにというのを「注意義務」という。従来、ほとんどすべての医療訴訟はこの「注意義務違反」の有無が争点とされたが、最近は財前が問われた「説明義務違反」

というのもあって、話がややこしくなっている。

上記の「注意義務違反」についてはやたらと面倒くさくみえるかも知れないが、裏を返せば、「現代の医学ではどうしようもない問題については、患者が不幸な転帰をとっても医療者に責任はない」というものである。それだったら、（言い方のどうこうはあっても）御納得いただけるであろう。ところが、ハーバード大学などが、ニューヨーク州での医療訴訟事案とそうでなかった場合とを比較検討したところ、訴訟になったケースでも「不注意」が認められなかった場合は頻繁にあり、その一方、実際に「不注意」があった場合でも訴訟に至ったのは2％以下と少なかったという（Localio AR, et al. Relation between malpractice claims and adverse events due to negligence. Results of the Harvard Medical Practice Study III. New Engl J Med 1991; 325: 245-51）。

まあこれだけだったら、「注意義務違反」の多くは見逃されているということでどっちもどっち、といえるのかも知れないが、問題はこの次の研究であって、同じグループが、そういう裁判の結果、結局賠償金などの支払い命令が下されたかどうかを検討した（Brennan TA, et al. Relation between negligent adverse events and the outcomes of medical-malpractice litigation. New Engl J Med 1996; 335: 1963-7）。判決が下った46の事案のうち、およそ40％で原告への支払い命令がなされていた。各事案に対しては、研究グループが、有害事象の有無および「不注意」の有無を資料から専門家の目で判断している。それによると、支払い命令が下りたかどうかと、「不注意の有無」は全く関係せず、どころか、そもそも有害事象の有無（つまり、患者の不幸な転帰に対しての医療行為の関与）も関係していなかった。じゃあ何が支払いを決めたのかというと、患者が受けた障害の程度が唯一の因子であったということである。つまりは、医療者が悪かったかどうか、ではなく、患者がどのくらい気の毒か、で決まってしまうようだ。

## 何か事が起こったらまず「犯人」として医療者が初期設定される時代のサバイバル術

この論文では、だったら、つまり「重大な障害を受けた患者は気の毒で、だから某かを受け取るべきだ」と考えるのであれば、医療者側の注意義務違反をその「原因」として糾弾するような医療裁判は不毛ではないか、と主張している。これが「無過失補償制度」の考え方で、これに材をとった岡井崇先生の小説『ノーフォールト』（ハヤカワ文庫）はドラマ化もされたのでご存知の方もおられると思う。

すなわち、「誰が悪いのか？」の犯人探しをするようなことは意味がない、重要なのは結果的に不幸な目に遭った人の救済と、再発の予防である、ということである。しかしながらどうみても、日本でこの考えの理解が進んでいるとは思えない。とにかく何か悪いことが起こったら、「誰のせいだ?」という発想が支配する。医療者は、その現場にいたのだから、第一発見者が疑われるのと同じ原理で、まずは「犯人」の初期設定にされるのである。

ついでにもう一つ、さらに話をややこしくしているのが、前述のように「ミスは何もしていない」はずの財前が問われた「説明義務違反」である。いつの頃からか「説明責任」という言葉が流行りになっているが、「説明責任を果たせ」と言っている奴は、どう説明したって納得しない、というのは以前に指摘したから(拙著『希望という名の絶望』新潮社)、ここでは繰り返さない。何が言いたいかというと、一旦敵対関係に入ってしまったら、その相手に対して「分かるように説明する」というのは至難の業だ、ということである。

最近は「言った、言わない」のトラブルを避けるため、どこの病院でも説明内容は紙に書いて、患者にもサインしてもらった上で、そのコピーを患者に渡すようにしている。だから「そんな話は聞いていない」ということは少なくなった。しかし、「確かに聞いたのだけれど、専門的であって、自分は理解できなかったから、聞かなかったのと同じである」ということで「説明義務違反」で訴えた、というのがちょいちょい出始めたということである。

この対策は、なかなか難しい。まさか、説明の後で、内容を理解したかどうかテストをするわけにもいかない。実際問題として、長時間にわたる「インフォームドコンセント」の後、第三者が患者にインタビューしてみると、多くの患者が内容をほとんど理解していない、というデータは山ほどある。あえて言えば、素人の患者に対して、完璧な「説明義務」を果たすのは不可能なのである。だから、結果が悪ければ、いかようにも突っ込みどころは満載なのである。

かくのごとき地雷原に身を置く者として、いかにして生き延びるかを書いたのが、拙著『医者と患者のコミュニケーション論』（新潮新書）であり、臨床医を目指そうという諸君には一読を勧める。断っておくが、上記からお分かりのように、これは一種のサバイバルマニュアルであるので、キレイゴトは一切抜きである。読んだ上で、自分にはとてもこんな（○○○）真似はできない、と考える人は、悪いことは言わないから臨床医になるべきではないと思う。○○には、ヒドい、とか、エグい、とか、キツい、とか、ヤバい、とか、とにかくそういう言葉が入る可能性がある。

さていい加減気が滅入った頃かと思うが、これで、話はまだ半分である。ここから、欧米ではあまりみられない、「医者の刑事訴追」の話になるから覚悟しておくように。

# 第十五章　「殺人罪」で逮捕される!?——医者を取り巻くリスク②

世の中はどうしても結果オーライのところがあるから、最終的に患者さんが不幸な転帰をとった際には、家族や本人（亡くなっていなければ）が医療者のことを多少は恨みに思う。このことは致し方がない。恨みとまでならなくても、後悔はしがちである。「そういえばどこそこには名医がいるそうだけれど、ダメ元でその先生のところへ行っておけば良かった」という類のものである。

一方で世間には「ゴッドハンド」とかなんとか、マンガみたいな言葉を使って、いかにも「この先生なら絶対大丈夫」というように無責任に煽るマスコミがわんさかいる。というわけでどうかすると医者は、「患者の治療がうまくいかなかったのはこいつがヤブだったからではないか」とあらぬ疑いをかけられ、挙句に賠償しろだの慰謝料をよこせだのという民事訴訟に持ち込まれることがある。以上が前章で書いた「リスク」の要旨である。

ご紹介した通り、これについては、「ミスの有無」と「訴えられるかどうか／負けるかどうか」には直接の関係はなく、対策としては患者や家族といかにコミュニケーションをとっておくか、に尽きる。こちらの方は万国共通の問題なのであるが、日本にはこれに加えて、欧米では滅多にみられない、特有のリスクがもう一つある。それは医者が刑事訴追をされるということである。これはつまり、たとえば患者を死なせてしまった時に、「ひとごろし」扱いされて牢屋にぶち込まれる、という話であるから、もっと穏やかではない。

## マスコミが医療ミスと煽ったせいで担当医が逮捕された大野病院事件

2004年に福島県立大野病院で帝王切開を受けた妊婦が死亡し、執刀した担当医が2006年に業務上過失致死などで逮捕起訴された「大野病院事件」は、学会や医会にも大きな衝撃を与えたので、ここで少しくまとめておく。

この妊婦はもともと前置胎盤、つまり胎盤が子宮に付着する位置が低くて子宮の出口を塞いでしまっており、出産時に出血する危険が高いことが分かっていた。当時、この病院での常勤の産科医は一人だけであり、リスクを考えて、この担当医は設備の整った大学病院への転院を勧めたが、本人と家族が「遠い」と拒否し、大野病院で出産することとなった。またこの際に、担当医が危険を避けるため「場合によっては帝王切開の際に子宮を摘出する」と話したが、本人たちは「次の子供も欲しい」と子宮温存を強く主張したということである。この時点で担当医にとってのハードルはずいぶん上がっていたことになる。

帝王切開で無事に女の子が出産されたが、不幸なことに、開腹後に、胎盤と子宮が癒着していることが発覚し、大出血が起こった。担当医の技術的には問題はなかったらしいが、大量出血に対応するだけの血液の備蓄がなく（地方の病院では、結果的に不要になって廃棄される可能性が高い血液を「念のため」備蓄するだけの余裕がない、という事情があったことも指摘されている）、妊婦は死亡した。

その後、県が、「院外の専門家による検証が必要」とする判断から事故調査委員会を設置し、報告書が2005年3月に作成された。この報告書では、胎盤が子宮の筋肉に付着していることに気づかなかったこと、通常使わないはさみを使って切り離したこと、大量の出血が続いたのに院内の他の医師に応援を頼まなかったことなどの技術的な問題点がいくつか指摘され、死亡の原因に担当医の判断ミスを認める内容となっていた。この、県による「医療側に過失あり」とした判断は、医賠責保険で保険会社から遺族への補償支払をスムーズにしようとしたためでもあったようである。なぜなら「ミスがあった」ということにしなければ賠償はできないからである。これが後日の医師の逮捕につながったという反省から、これも前章で書いた「無過失補償制度」の提唱がなされている。つまり「ミスがなくても支払われる」のなら、何も無理に「医療ミス」という判定をしなくてもよいことになるのである。

それはともかく、この県の調査委員会の報告書がきっかけでメディアにより「医療ミス」と大きく報じられ、警察が捜査に動く。2006年2月に、福島県警察は執刀した担当医を業務上過失致死などの疑いで逮捕、担当医は3月に起訴された。

しかし実際問題として、一般的な専門家の見解では、この妊婦は前置胎盤に加えて癒着胎盤という生存率の低い病態で、何もしないで放置すれば、母子共に確実に死亡していたと考えられ、せめて児を救えたことは評価されるべき、となっているそうだ。なのに報告書で「過失あり」と認定されたのは、繰り返すが、不幸な結果に至った以上、何らかの償いが必要なのではないか、と病院内部で検討された結果、県と病院が「過誤があったことにして病院から賠償金を支払う決定」をしたからである。要するに、「配慮」をしたのである。それが逮捕起訴に至ったのは、遺族側の被害者感情が非常に強かったのと、あとはお定まりでマスコミが「医療ミス」と煽ったからだと、少なくとも関係する医者のほとんどは考えている。

## 医師を逮捕した富岡警察署の県警本部長賞受賞に医者たちが激怒した

さて、前章で書いた通り、さなきだに産科医は民事訴訟のリスクが高く、医学生から敬遠され、アメリカでは絶滅の危機に瀕しているとも言われている。そこへもってきて、この大野病院事件のように、非常に稀な病態、難しいケースに対して、ベストを尽くしたはずであるのに「過失致死」に問われて、要するに人殺し扱いされてブタ箱にぶち込まれた日には、「やってられない」と思うのが当然である。報告書ではいくつかの「問題点」が指摘されているが、人間のやることである以上、後付けで調べればボロの一つや二つ、ミスの三つや四つ、出て来て当然である。全体としては、大野病院の担当医はきわめて「よくやった」レベルであり、ただ不運が重なって結果が悪かった、としか言いようがない。

そういうわけで、この医師逮捕と起訴に対して、社団法人日本産科婦人科学会の理事長と、社団法人日本産婦人科医会の会長が、すぐに連名で声明を発表している。これは「ミス」ではなく、いわゆる医療ミスなどと同列に扱うことは不当であり、献身的に過重な負担に耐えてきた医師個人の責任を追及することを看過することは学会も医会もできない、というのがその理由であった。また、全国の医師会（本件の医師とは利害関係がない）が次々と記者会見を開き、抗議声明を発表している。加えて、本件捜査にあたった富岡警察署が、医師逮捕について福島県警本部長賞を受賞した、ということも医者を激昂させた。話によると、医者や弁護士等の「専門職」の人間を逮捕するとそういう表彰が行われるのだそうだ。しかしこれでは推定無罪の原則もへったくれもあったものではなく、何をはしゃいでいるのか、という印象を受ける。

結果、福島地裁は担当医に無罪を言い渡し、検察側も控訴しなかった。遺族側は「納得できない」という声明を出したが、マスコミのほとんどは、「そもそも逮捕起訴は不当」というコメントを書いている。マッチポンプのように思えるが、メディアの無責任はいつものことなのでここではこれ以上踏み込まない。

ここでついでのことに、こういう「医療事故」に関連した最近の動きを書いておく。２０１５年10月から改正医療法に規定された医療事故調査制度が施行され、医療に起因した予期せぬ患者死亡もしくは死産（これをもって「医療事故」と定義している）が発生した場合は、医療事故調査・支援センターへの報告と院内調査が義務付けられている。

これは、そういう「医療事故」が起こった場合に遺族に制度の説明をした上で同センターへ報告し、院内調査を行い、その結果をセンターに報告し遺族に説明する、というものである。この制度は、医療事故にあたって遺族と医療機関とのトラブルを仲介解決するのが目的ではなく、あくまでも原因究明と再発の防止が主眼とされるが、どうしても「誰が悪かったのか、誰のせいなのか」を要求する遺族や、「悪い奴がいたのなら罰せねばならない」という警察と認識のズレがある。

具体的な問題点の一つとして、調査にあたって、故意の殺人などは論外としても、「重大なミス」が判明した時にどうするか、ということがある。たとえばこれを警察の捜査資料として「業務上過失致死罪」の立件に使わせる、ということになれば、関係した医療者は、自分の訴追を防ぐため、証言を拒むことも予想される。それでは「原因究明」の大目的に反する。そもそも証言拒否が可能かどうか、などを含めて、この制度ができるまでに大揉めに揉めており、現在も完全に解決したとは言い難い。制度が始まって数カ月の時点でも、予想よりも医療機関からの報告事例が少ないとされており、今後どうなっていくのかはまだ不明である。

## いわゆる東海大学安楽死事件で提示された「許容される4条件」とは？

さて、福島の大野病院の事件は「過失致死」であるが、もう一段踏み込んで故意の殺人で「警察に挙げられる」事例もある。たとえば、日本では安楽死は合法化されていないので、いかに末期の患者であっても故意に死なせてしまっては殺人罪に問われることになる。

一応言葉のおさらいをしておくが、安楽死とは、末期癌など「不治」かつ「末期」で「耐え難い苦痛」を伴う疾患の患者（原則として本人）の求めに応じ、医師などが積極的あるいは消極的手段によって死に至らしめること、と定義されている。ここで「消極的手段」とは、たとえば人工呼吸器をつけるだことの点滴を行うだことのという医療行為をやれば生命維持はできるが、それをせずに「あきらめて」しまう、つまり「死ぬに任せる」ようなことを指す。ただし、多くの場合この「消極的手段」は、「尊厳死」のカテゴリーに入ると考えられる。これは、いよいよ命が旦夕に迫っている患者に対し、余分な苦痛を与えず自然経過に委ねてしまう、というものである。安楽死と尊厳死は重複する部分もあるのだが、一般的に「安楽死」というと、末期ではあっても一定の予後がある患者に対して、苦痛除去を目的として積極的手段で「殺してしまう」ことを意味することが多いと思われるので、以下その理解で話を進める。

安楽死を合法化しているのは、ヨーロッパではオランダ・ベルギー・スイスなどの国である。アメリカでは1997年のオレゴン州から始まり、最近カリフォルニアが5つめの州として合法化して話題になった。いろんな報告を読むと、アメリカでは合法化している州でもおっかなびっくりやっているようである（Loggers ET, et al. Implementing a death with dignity program at a comprehensive cancer center. New Engl J Med 2013; 368: 1417-24）が、ヨーロッパでは結構大胆に行われているらしい（Pardon K, et al. Trends in end-of-life decision making in patients with and without cancer. J Clin Oncol 2013; 31: 1450-7）。詳細は拙著『医師の一分』（新潮新書）に書いたので参照されたい。

積極的安楽死は、苦痛除去とかなんとかの大義名分はあっても、事実上患者を殺してしまうことに違いない。「安楽死」を辞書で引くと、普通は“euthanasia”という言葉が出て来るが、上記の「本質」を捉えて“mercy killing”（慈悲殺）という名称もある。ちなみに欧米で行われている「安楽死」のやり方としては、致死薬を本人に処方する、というのが最も一般的のようである。これはいわば、患者の自殺を幇助する、というものであり、“physician-assisted suicide"（医師の幇助による自殺）という呼び方もされる。安楽死に批判的な医者からは、やるのであれば医者は現場にいて患者の死に立ち会うべきで、薬だけ渡してあとは自分でやりなさい、では職務放棄というか逃避しているのではないかという意見があり、私もその指摘はもっともだと考える。

安楽死については、拙著『偽善の医療』（新潮新書）にだいぶ書いたので、詳細はそちらをご参照いただきたい。本邦で最も有名で、かつ最も重要視されているのが、1991年4月に、東海大学病院で多発性骨髄腫の患者に対して担当医が塩化カリウムを注射して死に至らしめたという、いわゆる東海大学事件である。この事件では、殺人罪で逮捕起訴された担当医に対し、1995年に横浜地裁が有罪判決を下したが、その際に、「積極的安楽死の許容される条件」として次の4つを提示したのが「重要視」される所以である。

①患者が耐え難い激しい肉体的苦痛に苦しんでいること
②患者は死が避けられず、その死期が迫っていること
③患者の肉体的苦痛を除去・緩和するために方法を尽くし、ほかに代替手段がないこと
④生命の短縮を承諾する患者の明示の意思表示があること

実際にはこの後も、この「4条件」を満たした上で安楽死させてしまった事例はないはずであり、だからこの横浜地裁の裁判官が示した基準が果して妥当かどうかは実地に検証もしくは検討されてはいない。

## 家族の要望を受け入れた末に医師が人殺しで捕まる「事件」の真実

ただしこういう条件を提示し、なおかつこの担当医が有罪だったということはつまり、裁判官によれば本件ではこの条件は満たされていなかった、ということになる。このケースでは、患者本人が多発性骨髄腫の末期で、「死期が迫っている」という条件②はクリアされているが、安楽死施行の時点では鎮痛剤と鎮静剤が投与されており、昏睡状態にあったので、果してどのくらいの「肉体的苦痛」があったかは不明である。それなのにさらに踏み込んでしまったのは、主に家族（患者の長男）から「苦しそうだ、早く楽にしてやってくれ」と何度もせっつかれ、担当医が思いあまって塩化カリウムを注射してしまった、という経緯だったらしい。塩化カリウムはこの場合、症状緩和の効果はなく、明らかに「心臓を止める薬」として使われている。だから条件①と③は微妙で、条件④は、「本人の意思」ということからすると明らかに外れる。家族の意思がそれを代用できるかどうかについては、当然のごとく議論が多い。

これも余談になるが、この時、担当医は、家族からの「早く楽にしてくれ、家に連れて帰りたい」という度重なる要求に「屈する」形で致死薬の投与を行っており、そうすると本当に患者を「殺した」というか「殺させた」のは家族の方ではないか、という疑問も生じる。もちろん家族は裁判で、「そんなつもりで言ったのではなかった」と証言しており、不問に付されているが、長男は「いびきを聞くのが辛い」「今日中に家に連れて帰りたい」という発言もしているということなので、それが本当なら疑問が払拭されたとは言い難い。

考えてみると、前述の大野病院の産科医も、患者と家族の「大学病院に転院したくない、子宮は温存してほしい」という希望にできるだけ沿おうとして患者を喪い、また病院側の「ミスがあったことにしておかないと賠償金が出ない」という「配慮」によって逮捕を招いている。そして東海大学事件でも、担当医は（真意がどうこうは措くとして、少なくとも形の上では）家族の希望を受け入れようとして手を下しているのである。だから、「人殺しで捕まった」という「事実」から想像されるようなイメージは、この二人については、欠片もみられないと言ってよい。どころか、「残忍冷酷な医者」とはかけ離れており、むしろ、「気を回し過ぎ」で墓穴を掘ったように思われる。前章の民事訴訟で、「親切にしたのが仇になった」例をいくつか紹介したが、それと相通じるものがある。

東海大学事件が起こった当時、私は横浜の病院で、部長と二人だけの呼吸器科医として働いていたが、何かをした後で「家族がこう言ってましたので……」というような報告をして、何度も叱られた覚えがある。「バカ野郎、家族なんてアテになるわけねえだろう。東海の事件だって家族の言う通りにしたのに、後でそんなつもりはなかった、って裏切られているんだぞ」

ちなみに福島の大野病院事件を総括するサイトはネットを検索するといくつもあるが、その中で医者がまとめていると思われるものからはほとんど例外なく、あの妊婦の遺族がいかに自分勝手で頑迷であるか、の恨みつらみが強く感じられる。それは、そう直接的に表現はできないからかえって、これでもかこれでもかと「事実関係」を書き連ねてその構図を浮かび上がらせようとしているのがはっきり分かる。

世の中は医療不信で覆われている。マスコミ報道では、医者どもがいかに冷淡で残忍で卑怯で無能で怠惰で（以下略）あるか、ということばかり強調されるが、実際の現場では、医療者側からの、患者・家族に対する不信の方がはるかに重大で、かつはるかに深刻であると思った方がよい。だから前章で指摘したようなdefensive medicine（防御医学）が大流行りになるのである。このことはまた後でもう一度触れる。

## 他にもこんなにある安楽死させて殺人罪に問われた事件

東海大学病院の事件以降も、医師が患者を「安楽死」させて殺人罪に問われる、ということはいくつか起こっている。以下に代表的なものを挙げるが、これらではいずれも医師が書類送検まではされている。

①富山県射水市民病院で、当時の外科部長が、合計7人の癌の末期の患者さんの人工呼吸器を外して死に至らしめた、ということで殺人罪で告発された。この先生は、家族から「阿《あ》吽《うん》の呼吸で」の同意があったので、同意書の類は取っていない、とご自身で言っておられた。

②川崎協同病院で、喘息の大発作で心肺停止になり、蘇生はしたものの意識は戻らず、助かっても植物状態になることが確定的な患者さんに対し、担当医の女医さんが人工呼吸器を外し、その上で「苦しまないように」と筋弛緩剤を投与して死に至らしめた。

③北海道立羽幌病院で、90歳の爺さんがのどに何か詰まらせ、心肺停止で救急に運ばれ、これも蘇生はされたが意識は戻らず、となった。当直の女医さんが、家族全員が揃ったところで病態を説明し、「おじいちゃんごめんね」と声をかけながら気管内挿管のチューブを抜き、そのまま死なせた。この先生も書面での同意を取っておらず、殺人罪に問われている。

上記3件のうち、射水と羽幌の事件では、「呼吸器を外したことと、死亡したこととの因果関係がはっきりしない」、という理由で、医師は不起訴処分になっている。「因果関係がはっきりしない」というのがまた非常に怪しいところで、担当医はいずれも「患者を楽にさせてやろう、彼岸に送ろう」と思って外したはずなのだが、検察の基準によると、そうしなかった場合の推定予後が数時間程度と思われる時は「外したのと死んだのは無関係かも知れない」と判断されるようである。なんとか素人なりに辻褄合わせをしようと必死なのだろうが、医学的常識からは荒唐無稽な屁理屈にしか聞こえない。一方で、川崎の事件では、患者は生命予後的にはもうちょっとあったと判断され、担当医の先生は起訴されて有罪判決が確定している。

私は、上記3人の医師は、すべて尊敬すべき先生方だと考えている。実際、射水の外科部長の先生に対して、「殺された」患者の家族は全員、「先生には感謝している」と答え、誰一人恨むとか訴えるとかしていない。だから本当に「阿吽の呼吸での合意」はあったと考えられる。川崎の事件にしたって、担当医の先生は地元で評判の良医であったということである。当初は家族も診療に感謝していたのだが、その後騒ぎ立てる人間が出て来て、それからは家族も口をつぐんだという。東海大学事件と似た構図である。いずれにしても、この安楽死によって、誰も不幸になってはいない。不幸なのは、そもそも大発作を起こして心肺停止になったことであり、これについては担当の先生のせいではない。そして、「殺人犯」を起訴し有罪にした結果、何が得られたか。得られたものは何もなく、川崎の人は、信頼できる呼吸器科医を失ったのである。司法も、メディアも、地域社会もよってたかって「損をする」愚行に邁進した、としか言いようがない。

射水の事件に関しても、さまざまなコメントがなされたが、どれもこれも的外れのものばかりであった。きちんとした手続きをとれ、書面での同意が必要だ、独断での行為はいけない、云々。くだらないの一語に尽きる。唯一、鎌田實先生の、「私はこの先生は良い先生だと思う。トラブルを起こしたくないと思えば、別に何もしなければ良かったのだから」というコメントのみが、聞くに値するものであった。私は、臨床医は患者をちゃんと診るかどうかが第一かつ絶対で、他のことはどうでもよいに決まっていると考えている。文句あるか。

この事件を報道したNHKの番組で、「阿吽の呼吸」はいけない、ちゃんとした手続きを踏まなければ云々と、高慢な面して能書きを垂れた「専門家」もいたが、人間性を疑う。自分の愛する家族が死のうとしている時に、「外したら死にますけど、いいですね？　良ければここにサインを」なんて医者は、私が家族だったら張り倒す。我々はなんのために医療をしているのか？　手続き上の齟齬がないことを第一に考える奴は、小役人になればいいのである。

とは言っても、さすがに、患者のためを思ってやった診療行為の結果、「人殺し」扱いされてはかなわない。そうするとどうなるかというと、またしても「防御医学」の出番である。そしてその結果、臨床現場は殺伐としたものになる。医療で小役人の論理が幅を利かすようになれば、当然の帰結であろう。

## 情けないったらありゃしない、尊厳死をめぐる最近の2つの事件

最近耳にして、暗澹となった「事件」を以下に記す。読者には、これらと、射水や川崎の先生とどちらが「正しい姿」なのか、お考えいただきたいと思う。

筋萎縮性側索硬化症（ＡＬＳ）という難病については、拙著で今までにも何度かご紹介したように思う。神経の変性がもとで全身の筋肉が冒される病気で、呼吸する筋肉がやられると人工呼吸器を装着しない限りは死に至る。その時点で、人工呼吸器をつけるかどうか、という話は以前にしたが、呼吸器をつけると、さしあたって生命の危機は一応脱することになる。この病気は頭はやられない。患者は感覚系は正常であってこちらの話すことは理解でき、また意識も清明で、知的能力も損なわれない。宇宙物理学者のホーキング教授の例がよく出され、ご存知の方も多いだろう。

しかし、人工呼吸器をつけて「命は助かった」にしても、ＡＬＳはさらに進行する。動かせる筋肉があれば、最近のテクノロジーでコミュニケーションの補助をする機械がいろいろ助けてくれるのだが、ついには完全に麻痺してしまうと、こちらの言うことは分かっても、患者から意思表示を行うことができない。よってコミュニケーションは失われる。通常の場合、最後

まで残るのは眼筋、つまり眼球を動かす筋肉で、末期はこれによって意思疎通を図るのである。

さて、その名を言えばみんなが知っているある大病院に、ALSの患者がいた。すでに人工呼吸器は装着されていたが、その後も病状は悪化していた。患者は、眼筋が麻痺してコミュニケーションがとれなくなった時点で「自分の生きている意味は終わった」と考え、そうなったら呼吸器を止めて「死なせてほしい」と意思表示した。これについては、家族の同意ももちろんのこと、何度も何度も本人から、自由意思に間違いがなく、また迷いがないことを第三者的にも確認した。そして実際に、その日が来た。つまり、眼筋も麻痺し、患者は全く外部とのコミュニケーションがとれなくなったのである。

病院の倫理委員会に申請が行われた。事前の患者の意思通り、人工呼吸器を外しても良いかと。ところで病気のことであるから患者の状態には微妙な変動があり、実はその審査の間、日によって調子が良い時にはわずかながらも眼筋を動かせる時があったそうである。その時を利用して、患者に対し、意思に変化がないことが確認された。すなわち、呼吸器を切って、「死なせてほしい」と。

倫理委員会では、侃々諤々の議論が行われた。考えてみれば非常に奇異なのは、「人工呼吸器につなげないでくれ」という「患者の意思」はなんの障害もなく承認されるのに、いったん装着した呼吸器のスイッチを「切る」のは「人殺しになるのではないか」という議論の対象になるのである。射水の事件でも、そもそも末期の癌患者に人工呼吸器をつけない、ということであればなんの問題にもならなかったのに、つけてしまったがために「外した」際に殺人罪に問われたのである。実際には、末期癌の患者ではあったが、状態が急速に悪化したのは肺炎などが起こったからと判断されたようだ。つまり、そこを乗り切ればなんとかなるかと考えて処置をしたのだけれどやっぱり無理で、無理と極まった時に外した、ということだったらしい。これを見ても、あの射水の先生が「良い先生」であったことが容易に分かる。

それはそれとして、この論理的に明らかな矛盾は、現場ではどうにもならない。弁護士の先生にお聞きしたところ、日本の法律では「現状を変更すること」が重視されるので、「今やっていることをやめる」のと「今やっていないことを始めない」というのは相当にニュアンスが異なるのだそうだ。納得はし難いが、それを言っても仕方がない。

いずれにせよその大病院の倫理委員会は、かの患者の意思を尊重し、人工呼吸器のスイッチを切ることを了承した。ところがいざ実行、という段になって、院長がストップをかけたそうだ。その行為を了承すると、自分が「殺人」（この場合は本人が望んでいるから「嘱託殺人」になると思われるが）にGOサインを出したことになって、罪に問われる可能性がある、と。院長の許可（ハンコ）なしに実行はできず、そのままになって、以後、私が聞いた時点で1年半、その患者は宙ぶらりんの状態が続いているということである。

もう一つは、私の友人が勤めるある大学病院での話で、観光旅行中の外国人が心停止で救急に搬送された。蘇生術によってなんとか心拍は再開したが意識は戻らず、どころか自発呼吸も出ず、脳死の状態となった。ところが、処置でばたばたしている時にはそんな余裕はなかったが、一応の「安定」状態になったところで、患者の奥さんが、「回復の見込みがないような病態になったら、尊厳死を望む」という患者の事前指示書を出してきたのである。

大学病院側は、もう人工呼吸器をつけてしまって、治療中であるから、これを切って死なせることは殺人にあたり、できない、と断ったが、奥さんは納得しない。本人の意思を尊重するのが当然ではないのか。その事前指示書は、形式的にもなんら問題のないものであったという。だからこれも、先に分かっていればやりようはあったかも知れない（救急医療ではなかなか難しいことだが）が、「やってしまった」以上は後戻りできない、のである。そうは言ってもそんなのは日本での「身内の論理」であり、外人さんに理解しろというのは無理がある。

私は、友人からこの結末がどうなったかを聞いて、ぶっ飛んでしまった。なんでも、その患者に、地元で医者をやっている従兄だか何だかがいて、その従兄を呼んで、人工呼吸器のスイッチを切らせたのだということである。要するに、家族（と患者）の意思を尊重し、しかし大学側は手を下さず、という苦肉の策であったらしい。この友人は「全く、情けないったらありゃしない」と渋い顔をしていた。

2つの例とも、もし法律的に問題がありそうだ、と思うのだったら、余人にやらせず、院長なり学部長なりが出て来て自分で手を下すべきではないのか。そして万一それで罪に問われたら、堂々と法廷で自己弁護をやったらどうか、と思う。繰り返すが、射水や川崎の先生を放逐して、こんな小役人的な人間を上に据え、我々は何を得るというのだろうか。

## 真面目で使命感に燃える医師ほど軍隊に入るのと同じ覚悟が要る

本稿では、安楽死や尊厳死の是非そのものを論じるのが本旨ではなく、それについての私見はいろんなところで主張を展開してきたので、ここでは省く（といってもそれなりに書いたとは思うが）。ここで強調したいのは、いずれにしても医者は生死を扱う仕事であり、まともにそれと立ち向かう人間ほど、さまざまな落し穴に陥りやすいという事実である。換言すれば、真面目で使命感に燃えた医師ほど、トラブルに巻き込まれやすいと言える。鎌田先生の、「トラブルを起こしたくないと思えば、別に何もしなければよかった」というのが現実なのである。

よって、生死を扱う医者の代表である癌の医者などはとくに強いストレスにさらされ、アメリカでの集計によると、約45％が燃え尽き症候群等の経験があるとされている（Shanafelt TD, et al. Burnout and career satisfaction among US oncologists. J Clin Oncol 2014; 32:678-86）。また、医者は他の職業に比べて自殺率が高いと報告されている（Genovese JM,

Berek JS. Can arts and communication programs improve physician wellness and mitigate physician suicide? J Clin Oncol 2016; 34: 1820-2)。これは専門的知識があり、また致死的な手段が身近にあるために、自殺の完遂率が一般人に比べて1・4〜2・3倍と高い、という要素もあるのだろう。

実際、医者の職業環境は、職業軍人のそれと非常に似通っているとも指摘されている。制服や専門用語から始まって、指揮命令系統、生死に関わる決断、エラーが許容される範囲の狭さ、公衆から受ける信頼に対する高い倫理規範、など多くの共通項がある。だから医者になろうという決断は、軍隊に入ろうというのと同じくらいの覚悟が必要になるのである。

そうは言っても、他の専門職の方々も同じようにとても厳しい職業倫理というか職業観をお持ちなのだろうと、私は考えていたが、最近ちょっと疑問に思うことがあった。地下鉄の車両である法律事務所の広告を見かけたが、それには「弁護士は法律のプロでもありますが、サービス業でもあります。お客様のニーズに応えるべく……」云々と書いてあった。私は今まで漠然と、弁護士他の法律家というものは、少なくとも建前としては社会正義の実現のために身を捧げていると考えていたが、そうではなくて「サービス業」なのか？　相手は「お客様」なのか？　これがどのくらい一般的な認識なのか知らないが、正直、そんなものかとガッカリしてしまった。だったら、私がよく使う「三百代言」というような悪口も、さほど的外れではなかろう。

## 「プロの医者」「ドクター」という言葉の重みと訴えられる、もしくは捕まるリスク

まあしかし、いずれにしても、「社会正義のため」とか「命のため」とか大上段に振りかぶって使命感を抱くよりも、「サービス業」に徹した方が楽ではあろう。私の忌み嫌う言葉に「患者様」というのがあって、これを見聞きするたびに吐き気を催すのだが（どうしてか、を疑問に思うような人には何を言っても仕方がないから省く）、この唾棄すべき卑語に対して、医療者側からの反発が意外に少ないのは、そっちの方が気楽だからかも知れない。

相手が「お客様」で、その要望の通りにすればいいのであれば、少なくとも軍人と同じようなストレスを感じなくても済む。有難いことに患者には「自己決定権」なるものがあり、ということは最終責任はそちら側にあるのだ。結果がうまくいかず、患者が不幸な転帰をとったとしても、それはそういう選択をした患者の自己責任であり、医療者は技術職として全力を尽くせばそれで問題はないのである。かくして、世の医者からは、「どうしますか？」という言葉ばかりが発せられることになる。

それが「プロの医者」のあるべき姿かどうか、は「医者のプロ」とは何か、にかかってくると思われる。私は昔気質のオヤジなので、たとえばフランツ・インゲルフィンガー先生の、次

のような言葉の方に賛同する。先生は食道癌の権威であったが、自身食道癌に冒され、その時の経験から、医者は患者に責任を押し付けず、自分で負うべきだと主張されている。

患者の前に「できること一覧」を並べて、「あんたの人生だから、自分で選んでくれ（Go ahead and choose, it's your life)」と言うだけの医者は、過誤を犯しているのではないとしても、自分の義務を矮小化している。（略）自分の修業や経験を駆使して患者の前に具体策を提示することをしようとしないような医者（physician）は、あの、だいぶ燻ってはきたがそれでもなお輝かしい、「ドクター（doctor)」の称号に値しない（Ingelfinger FJ. Arrogance. New Engl J Med 1980; 303: 1507-11)。

ここでは、physicianという言葉と、doctorという言葉が意図的に分けられている。ドクター（先生）、と呼ばれるような医者は、おのれの責任から逃げてはいけないのだ、ということであり、医者と患者の、両方を経験した先生の言葉だけに、重みがある。これは35年以上も前の論考ではあるが、人間の感情というか心理というか、私は「人情」という言葉が好きだが、そういうものは、30年や50年では変わらないはずである。

とはいえこのような重圧と、本章と前章で提示したような「訴えられる」リスクには耐えられない、という人も多いだろう。そういう「physician」はどうしたらよいかというと、命のやりとりをするような「重たい」科には行かないのが正解である。というわけで、前章でも指摘したように産科医は減少し、その他にも外科とか小児科とか、内科でも呼吸器とか循環器とかは忌避される傾向にある。これにより、専門科によって人材の不足が偏って起こり、見た目の「医師数」以上に「医師不足」は深刻になる。

代わって人気なのは美容外科の類だが、これとて、手術をするような場合は失敗とかトラブルとかがありうるので、その中でも人気なのは美容皮膚科で、レーザーでシミ取りをしたりするのが「リスクが少ない」ものとして歓迎される。むろん、そういう専門科も必要には違いなく、プロフェッショナルとして貴賤があるわけではないが、いずれにしても、全部を十把一絡げで「医者」の統計に入れるのはちょっと無理があるような気がする。

美容外科のような純粋な「技術職」と、生きるの死ぬのを扱う「疑似軍人」との、どちらが医者の本質か。この質問への答には異論も多いだろうから、ここでは確言せずにおく。ただし、もし後者を目指すのであれば、背負うものは重く、歩くその足元に広がるのは地雷原、を覚悟すべきであろう。

それでやっていけるのかって？　そうだな、たとえばイエス様は世渡りにあたっては「蛇のように賢くなりなさい」（マタイ福音書10章16節）とおっしゃっているそうだ。蛇のように、ね。

# 第十六章　名医とはなんぞや

## エッチな週刊Gのテキトーな「名医リスト」に私の名前があったらしい

K社が出している「週刊G」の記事「がんの名医50人」とやらに私の名前が出ている、という話はなんとなく聞いていた。こういう特集はいろんな雑誌でしょっちゅうやっているし、特に週刊Gのそれでは、データの裏付けなんかしてないから有難味は皆無である。誰か適当にどこかの教授をつかまえてそいつに何人か推薦させる、という、やっつけとしかいいようのない代物であって、そんなんで「名医」とか言われても嬉しくもなんともない。

そういやあ、以前、私がフジテレビのドラマ「白い巨塔」を手伝った直後に、同じくこのドラマにちょっと協力したM先生が「白い巨塔を監修した医師」として、「がんの名医」ランキングを作っておられた。M先生は、ドラマ制作にそれほど深く関与しておられなかったはずなので、私がプロデューサーに「あの先生は、監修してたの?」と尋ねたところ、「全然違います。ですから、K社に抗議しました」と言っていた。そんなことは業界の仁義の話なので私には関係ないが、なによりM先生は心臓外科医であって、癌とは関係ない。だから当然その「がんの名医リスト」はテキトーである。週刊Gは、とにかく名の通った医者の名前を出せればあとはどうでもいいらしい。

私の外来に4年くらい通っている肺癌の患者さんで、非常に上品な老婦人がいる。今回の私が載った記事については この人が「先生、出てましたね」と教えてくれた。「なんかあの週刊誌って、エッチな記事がいっぱい出ていて、買うのが恥ずかしかったんですけど」

やはり品がいい人の感覚はきわめて真っ当である。

## 私とは正反対の治療方針で私を評価する週刊Gの信用できない名医情報

それはいいとして、問題は内容である。私が「なんとなく聞いていた」と書いたことからお分かりのように、私のところには取材は全く来ていない。私を「推薦」してくれたJ大学外科のS教授とは旧知の仲ではあるが、S教授からも事前の連絡はなかった。S教授も、そんなくだらないことを一々私に伝えるまでもないと考えたのであろうし、その判断は正しい。

しかしS教授の「推薦」理由は正しくなかった。彼によると、「癌患者はつねに『勝ち戦』を望んでいる」ので、「私たち医師はとにかく『勝ち戦』を考えることが重要」だそうである。

これは改めて断るまでもなく彼個人の考えである。そして「がん治療にはガイドラインがあって、標準的な治療の指針がありますが、それを踏まえた上で患者の治療を調整する（里見注‥これは「標準から外れて」という意味のようだ）医師も頼りがいがある」というコメントをしている。くどいようだがここまでは、それが正しいとか正しくないとか判定するような類のものではなく、そういう考え方もあるのだ、と思っていただければよろしい。

問題なのはここからで、私は「普通だと緩和ケアを勧められるような患者さんに対してもフレキシブルに化学療法を行っています」などと書いてある。これを反映してか、おそらく週刊Gが作った表には、私の所属・本名と顔写真のわきに、「心不全を患っていて通常は緩和ケアを行うような患者でも、化学療法の可能性を探る」とかいうコメントがついていた。

これがどのくらい間違っているかは、たまたまこの記事を見たうちの医局員どもが爆笑して「先生、そうなんですか？　ちっとも知らなかった」とか冷やかしやがったことからも明白である。実際のところ、私は記事とは正反対に「無理な化学療法はしない」方で有名で、院内のカンファレンスなどで個々の患者の治療方針を検討する際も、「いいよ、そういう患者に無理したって、副作用で苦しめて、後で恨まれるだけだ。やめておけ」と、医局員が予定していた治療をやめさせることも多い。

S教授は嘘や出任せを言うような人物ではない、というのは私もよく知っている。だから何か思い違いをしていたのか、物凄く忙しくて（近頃の彼の多忙は尋常でないようだ）、適当なコメントをしたのを素人である記者がこれまたテキトーにまとめたのか、のいずれかであろう。週刊Gはとにかく人目を引く記事でスペースが埋まればそれでいいので、内容の正確さなどは全く気にしていないらしい。書かれた本人に確認をとっていないのからしてもそれは明白である。とにかく褒めたのだから文句はないだろう、くらいの感覚でいるのではないか。むろん、私に内容の確認をしていなかったくらいだから、たぶん私よりずっと忙しい他の「名医」49人にもしているはずはない。こんなのをもって、読者もしくは患者や家族に「情報提供」なんて、ちゃんちゃらおかしい限りである。

ちょっとしつこいが、ついでだから「週刊G」がいかに信用できないかを、もうしばらく続ける。ただし、K社が特別に質《たち》が悪いのか、他の週刊誌も同様であるかについては、私は詳しくはない。

## 取材依頼時に掲げた大テーマが記事では消えていた週刊Gの無節操

私は最近、癌に対する新薬のあまりの高値に対して、冗談でなく国家を揺るがすくらいのものであると警告を発している。とくに、2015年12月に肺癌に対して使用承認が下りた免疫療法剤ニボルマブは、体重60kgの患者に1年間使うと3500万円のコストがかかると計算される。肺癌の患者は何万人もいるので、単純計算すると兆単位の金額になってしまい、わずか一剤でも財政を逼迫することになる。この問題について、いくつかのメディアが取材に来ているが、2016年3月16日に、私の病院の総務課宛に週刊Gから取材依頼が来た。

いわく、「現在、小誌特集記事にて、『夢の『がん新薬』は1人3500万円　高齢者は『使用禁止』にすべきか」(仮題)というテーマの記事を掲載すべく、取材をしております。そもそも本企画は、これまで先生(私のこと)が各所でお話しになられた提言、警鐘が起点でございます。既に話題の新薬『ニボルマブ』の薬価問題から出発し、この薬を高齢の患者や回復見込みのない患者へ利用することの是非、またひいては、日本の医療費の将来について、識者のみなさまにご意見を伺いながら、考えてゆくというねらいです。……先生には、議論の先鞭をつけられたお医者さまとして、ご意見をお聞きしたく存じます。来週月曜日の3月21日までに、できればお目にかかって、もし難しければお電話にて、30分ほどお話をお聞きできますと幸甚です」

期限の慌ただしさは仕方がないにしても、私のことを仕掛人呼ばわり、もしくは「お前が黒幕だ」と言わんばかりの文面にはドン引きになった。第一、「高齢の患者に使うかどうか」というようなきわめて微妙な難問、また「日本の医療費の将来」などという非常に大きな問題について「電話で30分」とは何事であるか。どうせまた、ちょいちょいと適当にまとめて、おそらくは人目を引くように煽情的な見出しをつけてスペースを埋めるのであろう。

というわけでなんだかんだ理由をつけて断ったのであるが、結果的に正解だった。かの老婦人の患者さんが眉を顰める「エッチな記事」に挟まれて週刊Gに載ったこの記事は、コストのことにはほとんど触れられておらず、「年間3500万円もした夢の抗癌剤が、保険承認されてあなたにも使えるようになった」というような、薬効の礼賛一色であった。別に、薬を褒め讃える記事を書くなとは言わないが、あの「医療費の将来」云々というような「テーマ」はどこへ行ったのか。記事さえできればそんなの実はどうでもよかったのだ、というのがとてもよく分かる。「無節操」という言葉の見本のようである。

## バクチのようなサルベージ手術をすることは「勝ち戦」と言えるか

だいぶ余談が長くなってしまったが、今回の本論の一つは、もとに戻って、かのJ大S教授が提示した「癌患者はつねに『勝ち戦』を望んでいる」ので、「医師はとにかく『勝ち戦』を考えることが重要」という命題の検証である。S教授はこれを基準に「名医」を選んで推薦しているようであるが、果してそれがどのくらい正しいのか、そして、そもそも「名医」とはなんぞや、というのを考えてみたい。もちろん、これから展開するのは「私」の考えであって、S教授のそれと違うところも多々あろうが、どちらが正しいと主張するつもりもない。S教授の考えにも正当性があるのは当然であり、その一方、私がこれから申し上げることも、「盗人にも三分」はあるくらいの「理」を持つと思っている。

S教授は、「勝ち戦」の例として、「たとえば、放射線療法や化学療法を行っても病巣が消失しなかったり、再発したりすることがあります。そのときに行う手術を『サルベージ手術』といいますが、そのような難しい手術に果敢に挑む医師は『勝ち戦』ができる人です」と解説し、そういう観点から二人の大学教授を「外科の名医」として推薦している。

このS教授の「サルベージ手術」の説明は間違っていない。もちろん、S教授自身、そういう手術を積極的にやっているのは言うまでもない。ただし、サルベージ手術は、リスクが非常に高く、賭けの要素が大きい。一言で表現すれば、のるかそるかの大博打であり、バクチであるからには負けた時には「勝負に出なかった」時よりもはるかにヒドい目に遭う。そこのポイントを併記しておかねば片手落ちである。

そもそも、「サルベージ」云々を言う前に、だったらどうして最初に手術をせずに放射線治療や化学療法をやったかを考えておかねばならない。つまりは「手術不能」であったか、もしくは病気の性質からして「手術するよりも放射線治療や化学療法の方がよい」と判断したからである。そうした内科的治療の後に病巣の残存や再発が起こったということは、少なくとも局所的な（外科的に手をつけるべき）病態としては条件が悪くなっているのが普通である。手術の危険も大きい。つまりは、「こんなことなら最初から切っておけばよかった」ということになっていることが多い。実際、S教授も「難しい手術」と認めている。

よって、サルベージ手術とは、最初は外科的に無理だ（もしくは適応がない）という状況から「やむを得ず」内科的治療を選択し、それが失敗して、S教授の言い方を真似すれば「負け戦」（これは外科が、とか内科が、とかいう意味ではなく、トータルの治療方針としてうまく行かなかったということである）になってしまったところを、一発逆転を狙ってバクチに出る、というやり方なのである。危険度は、最初に手術をするときよりも高い。しかし、他に方法がないからやむを得ない。だからこんなのは好きこのんでやるような代物ではない。織田信長は桶狭間の戦いを「追い込まれて」やったのであり、自分から今川義元にケンカを売ったのではない。また信長は桶狭間のような奇襲作戦を、生涯で二度と繰り返さなかったそうだ。「バクチ」は何回もやるものではないのである。

もちろん、そういう「賭けに出る」からには他にも要素があって、一つは局所以外には病巣がない、ということが必須条件である。つまり、最初に内科的治療を選択した時点では、病気の進展具合から他にもそのうち転移が出てくるかと予想していたが、案に相違して、経過中他は大丈夫で、局所をなんとかすれば治るかも知れない、というような場合である。そういったケースでは、冒険してサルベージ手術に踏み切ることが多い。

## とはいっても「切ってくれない」外科医はもっと困る

いずれにしても、確かにそれで治る症例もあるが、100％うまく行くことはあり得ない。というか、サルベージ手術が非常な高率で成功するくらいだったら、最初から切っておけばよかったのであって、むしろ判断ミスをしていた、ということを示している。そして、うまく行かなかったらどうなるか。そのまま手術台の上で死亡、ということはあまりなく（なにせ「名医」がやるから、そういう破局的なことは大抵回避するのである）、ただし病気は治らず、もしくは手術の合併症から回復せず、ということになってしまう。結果、それまでは癌が残存再発していても普通の生活ができていたのに、なまじ「治しにかかった」ばっかりに、ずっと寝たきりで死を待つのみという悲惨な生活に陥りかねない。医療費は嵩み、家族は疲れ果て、「こんなことならあのとき死んでくれたらよかったのに」という悲痛な叫びを上げる。そういう声を、私は嫌になるほど聞いた。

だから私は、たとえばS教授のような有能で果敢な外科医がそのような困難な手術に向う前に、残酷なアドバイスをするのである。外科医はよく、「患者も家族も、そのまま死んでもいいから、治る可能性に賭けたい、と、リスクを了解した上で手術を望んでいる」と言う。私はこう言い返す。「死んでもいい、では覚悟として不十分だ。死なないけれど寝たきりになる。

急性期病院は長く入院できないから、転院してもらう、もしくは自宅で介護してもらう。ご家族も、そういう介護生活がずっと続き、むろん医療費その他の負担も嵩む。そうなってもいい、という言質までとらないと、『こんなはずではなかった』ということになるぞ」

S教授が非常に有能で優秀な外科医で、当代を代表する「名医」であることを、私はよく知っている。しかし、当然のことであるが、彼の積極的な方針が、つねに正しい結果につながるわけではない。私がずっと診ている患者さんに、こういう人がいる。その患者は、「絶対にやめろ、手術は無駄だ」という私の忠告を振り切ってS教授のところへ行った。病態からして手術の適応は全くなく、「まさか手術したりしないだろう」という私の予想を裏切って、患者に泣いて頼まれたS教授は「情にほだされて」拡大切除を行った。しかし1年で癌は再発した。よって手術は予想通り、全くの無駄であった。幸い、その後開発された新薬によってこの患者は健在であるが、術後7年、今も結果的に「完全な無駄」であった手術の後遺症に悩まされ続けている。

むろん「勝ち戦」はあらまほしきものである。しかし我々は、すべての戦いに勝つことはできない。というより、人間は最後にはすべて死ぬのであるから、最終的な「負け戦」は運命として決まっている。いかにして負けるか、は非常に重要な事項であり、私はそれを「敗戦処理はエースの仕事である」として、拙著『衆愚の病理』（新潮新書）に書いている。

とはいってもしかし、内科医からみると、実は「切り過ぎる」外科医よりも「切ってくれない」外科医の方がはるかにタチが悪い。我々の方から、「リスクは高いがサルベージで切ってくれ」ともちかけることもある。そのいくつかのサンプルは、自分で経験した患者の経過を改変して、これも拙著『見送ル』（新潮社）に書いた。こっちから「切ってくれ」と頼むその時に、尻込みされるとかなり困る。S先生含めて「よしきた」と引き受けてくれる外科医はとても頼りになる。そう考えているのだから我々内科医も現金というか勝手なものである。

## 手術の上手下手と最近の医療技術の進歩

さて一般論に戻って、「名医」とは何か、を改めて考える。外科医に関しては、技術的な要素がきわめて大きいので、ある意味非常に分かりやすい。「（手術が）うまいのが名医」である。ところがこの命題は自明のようではあるが、必ずしも１００％真実ではない。うまいことイコール名医、とは言えないこともあるのが実情である。

たとえば、上記のようなサルベージ手術などを考えてみる。なまじ手術がうまいために、本来ならばやるべきではないものに手を出して、結果的に患者の不利益になることもありうる。S教授が情にほだされて手術し、1年で再発した患者がその好例である。彼が手術が下手で自信がなかったとすれば、あの患者に泣かれようとどうしようと「手術はやらない方がよい」と言えたわけで、この場合に限っては結果的に、その方が患者のためであった。なまじその腕があったために余計なことをしてしまったのである。ちなみに、S教授の手術そのものは文句のつけようがなく、あの患者もきわめて危険な手術を、なんの術後合併症もなく乗り切っている。病気の再発は、S教授の技術とは関係ない。

もちろん、手術が下手なくせに自分がうまいと思っていて、もしくは人並みと思っていて、積極的に切りたがる外科医は最悪である。以前、私ががんセンターに勤務していた時に、そういうドクターがいて、困り者だった。レジデントが「あの先生と一緒に診療していると、人殺しの手伝いをしているようで気が引ける」と零すくらいだから只事ではない。どうして首を切れないかって？　公務員を解雇するのはきわめて困難なのである。また、悪いことにそのドクターは、ある高貴な方の手術をやっていて、何かの間違いでその時に限ってうまく行ったので、鈴をつけることができなくなったそうである。

ところで、最近の医療技術の進歩は、当然のことながら手術を安全にかつ確実に施行する方にも寄与しているので、多くの外科的領域で、術者の技術的な差は小さくなってきている。つまり、「普通の腕」でも、いろんな機械や薬その他のサポートに助けられ、「上手」の領域に達することができるようになっている。そして、それでも難しいような手術は、そもそも無理してやっても仕方がない、ということも多い。

何度もこの話で恐縮だが、2003年にフジテレビで平成版「白い巨塔」を作った時、このことがちょっとしたネックになった。主人公の外科医財前は、原作では噴門部（胃の入口のところ）胃癌手術の名人であったが、最近は「胃癌手術の名人」というのは、もちろんいないではないが、他とは隔絶した超人的名手、というのはほとんどいない。分かりやすく言うと、95%うまく行くのと99%うまく行くのとの差、くらいなのである。ちなみに「普通ではとても切れない」胃癌をきれいに取ってしまう、という話は、確か「Dr.コトー」かなにかでもあったが、あれはほとんど意味がない。そこまで進展している癌だと、局所を取り除いても他に（つまり、外科的には手の届かないところに）再発してしまうのである。

だから、フジテレビは最初、「名人外科医」の話として胃癌外科は無理だと考え、「白い巨塔」平成版では財前を心臓外科医に変更しようとしたらしい。そういう経緯もあって、本稿の最初に出た、週刊Gで「がんの名医」を推薦した心臓外科医のM先生がアプローチされたようである。ただ、この翻案は原作者山崎豊子先生が同意されず、山崎先生が譲らなかった「財前は癌の医者で、癌で死ぬ」という基本線を守るため、それでも手技的巧拙の要素が大きい食道外科に変更したのである。

## ゴッドハンド？　これからの外科医は手術の腕は普通でいいかも

外科医の「腕」とその評価に関して私が印象に残っているのは、がんセンターの肺外科が代替わりするのに、私の先輩でもあるK先生が医員として採用された時の話である。K先生は、人格円満できわめて優秀な外科医であったが、正直言って手術の技量は、当時の私のような駆け出しの内科医には分からない。K先生採用を決めた、大親分のS院長は、「K君は評判がいいよ。外科の腕は普通だけどね」とおっしゃった。ギョッとするような台詞であるが、その後でサラッと「腕なんて、普通でいいんだよ」と付け加えられた。つまり、これからの外科医は、手術の技能で勝負するのではない、ということである。それを、間違いなく「手術の腕がすべて」の時代の外科医であったS先生がおっしゃるのだから、その先見の明はさすがである。むろん、言わずもがなだが、その後私も知っているK先生の「腕」は、非常に高いレベルにある。出血量が少なく、安心して任せられる手術をされる。

ついでながらもう一つ、優秀な外科医の条件としては、退却もしくは転進（これは旧日本軍の用語としての、「負け戦」を言い換えた「転進」ではなく、本来の意味での）の判断があろう。何度か書いた例だが、ある有名人が胃癌の手術をするのに、「負担が少ない」腹腔鏡手術をすると、記者会見で話した。実際の手術では、腫瘍の位置関係その他のために、腹腔鏡での切除は困難を極めた。こういう場合は、通常の開腹手術に切り替えてしまえばいいだけのことである。実際にその術者もそうしようとしたが、手術場で「監督」していた教授が「記者会見をした以上、ここで術式を変更したら、失敗だと言われてしまう。最後まで腹腔鏡で行け」と指示し、結局通常の3倍の時間をかけた胃癌切除術が行われた。そのためもあってか患者さんは術後通過障害でしばらく悩まれたようである。こういうのを見ると、確かにへんな面子に拘る「名人」より、「普通の腕」で、「普通の判断」をしてくれた方がよほどいいように思われる。

しかし、なんだかんだ言っても、今でも確かに「技術の名医」、つまり手技的な巧拙による差、というのはある。それが決定的に出るのは、「他のことをあまり気にしなくてもいい病態」であることが多い。どういうことかというと、今までも書いて来たように、進行癌で局所をいかにきれいに治療しても、他の転移で死んでしまっては意味がない。これに対して、たとえば眼の白内障の手術では、「見えるようになるかどうか」がほとんどすべてであって、そこに限定した上手下手で決まるのである。だから現代の「技術の名医」は、結構ニッチな領域にいることが多い。これがなかなかドラマにならないのは、たとえば鼓室形成術の名手、といっても、有難味が伝わらないからであろう。

ニッチな領域と言ったら叱られそうだが、これまた話のついでに、よくマスコミに出てくる脳外科の「ゴッドハンド」について書いておく。ああいう「ゴッドハンド」の先生のほとんどは、癌などの悪性腫瘍はご専門ではない。前述のように「そこだけをどうにかすれば良くなる」病態をうまくやってのけられる、ということで、良性の疾患を得意とされる。もちろんこれは悪口ではない。「良性」と言っても、脳の中のことは、それだけで致命的になりうるし、症状も重篤になるから、それをきちんと治してくれることは患者さんにとって福音以外の何物でもない。ただ、おそらく「悪性の病気はゴッドハンドの専門外」というと、多くの読者のイメージとは異なっているだろうと思われる。これは読者が悪いのでなく、伝えるマスコミが意図的にもしくは無知のために誤っているだけである。本当の「悪性」は外科ではどうにもならないもので、たとえば白血病なんて「切りようがない」ことはご理解いただけると思う。その昔、若い外科医が白血病になって、「どうして切れないのかなあ」と嘆きながら死んでいった、という哀しい話がある。

さらにマスコミの悪口を続けると、それこそ「名医ランキング」に出てくる医者の多くは、すでに第一線を退いたもしくは退きつつある、というのは拙著『偽善の医療』(新潮新書)にも書いた。私も多くの外科の先生をわきで眺めてきたが、年齢は、まずは眼に来るのだそうで、老眼のため焦点が合わず、「カンで縫っている」と聞いたことがある。まあしかし、長年の経験で、それでもほとんどミスにはならないのだが。さらに、ある一定以上の年齢になると、持続力がなくなるな、と感じることもある。この先生はいつも手術日には3件くらいやるのだけれど、最近、3件目ではちょっと粘りがなくて諦めが早いようだな、と思うようなこともあった。

## 医者もAIの発達で失業する職種の一つかもしれない

ここまでずっと、人様のことを書き連ねてきたが、それでは我々内科医の「名医」というのはどういうものであるか。広く最新の医学知識を備え、きちんと確実に診断をし、誤りなく治療方針を立て、患者を治癒に至らしめる、というような伝統的なイメージをここで検討してもいいのだが、これからの医学においては一つ、今までになかった要素を考えておかねばならないだろうと思われる。言うまでもなく、人工知能（ＡＩ）である。

現在すでに、非常に稀で、医者でもその名前をすら知る者が少ないような難病に対し、症状や検査異常をキーワードとして打ち込んでいけば、グーグル検索で「正解」を出してくれる、という例が報告されている。現在の医学知識は膨大なので、おそらくは人間の能力ですべてを頭の中に入れておくことはできない。我々はもともと、困った時には医学書や文献を繙いて勉強しながら診療していた。その医学書や文献がすべてＡＩに入ってしまえば、我々の出る幕はなくなってしまうのではないか？

アメリカが中心となって、ＩＢＭのワトソンとかいうスパコン（クイズ番組で人間のチャンピオンを破って話題になった）を診療に導入する動きが出ている。学会での報告をみると、

「ワトソン君」の能力は、まだガイドラインに則った治療方針を示唆するくらいのものであって、いわゆる名医の閃《ひらめ》きみたいなものとは無縁である。

一方、その昔、私が講義で聞いた話であるが、その時の先生が学生時代、というからおそらくは昭和30年くらいのことのはずである。当時の教授（だからたぶん、明治生まれで昭和初期の卒業くらいであろう）が学生実習で、ある患者の診断をさせた。学生（私に授業をしてくれた先生）は、患者の所見をとることはできたが、診断には至らなかった。「分かりません」と答える学生に対して、教授はニヤッと笑って一言、「キフス・アブドミヌス（腸チフス）」と言った。「どうして分かったのですか？」と尋ねる学生に対して、教授は「においだよ」とこともなげに言い放ったという。つまり、診察をしたり検査をしたりする前から、「におい」でもって経験的に分かってしまったのだという。

しかし、こういう「閃き」だって、においの要素を解析し、それをAIに教え込めば、真似できないこともあるまい。コンピューターは人間に追いつかないと言われた囲碁の世界でも、「大局観」まで「学習」することを会得したAIが人間の名人を簡単に破ってしまう時代である。知識のみならず、今の「名医」が有している思考や判断能力をそのままAIに移し替えることは、間もなく可能になるだろう。そして、治療はガイドラインに沿って「間違いなく」行われることになる。そのガイドラインのもとになるデータを作ったり、ガイドラインを策定したりするのは人間であるにしても、それを実践するのはＡＩであってなんの不足もないはずである。ＡＩは薬の投与量の計算ミスをしたりはしないだろうし。

ＡＩが発達した社会で失業する職種、というのはよく雑誌などにも出ているが、案外医者もその一つになるのかも知れない。少なくとも、「世界一の名医」はＡＩにとって代わられて不思議ではない。囲碁の世界ではＡＩに負けても、「人間の中での第一位」を決める戦いは残るだろうが、医者はお互いと競うことが本義ではないので、そういう社会では「生身の医者ランキング」は意味を失うだろう。その時、週刊Ｇは、「治療成績の良い医療ソフトランキング」などを出すのだろうか。随分と作りやすいことであろう。ちなみにもちろんそれを作るのはＫ社のコンピューターであって、今までは適当な教授に選定を丸投げしていた週刊Ｇの記者さんは、コンピューターが弾き出すままランキングを書きだすのであって、なんだ今と同じじゃん。

## 良医の条件とは何か

さて、多くの医科大学などでよく、「名医でなくて良医になれ」というようなスローガンが掲げられている。たぶんその念頭にあるのは、東大みたいな受験秀才たちは、難病を治す名医になっても、患者のことを思いやる良医にはなれない、真に医療に貢献するのは自分たちである、という反骨精神みたいなものであろう。ここで、これもついでだから、ではその「良医」

とはなんぞや、というのを考える。なんとなく、さすがにこれはＡＩにはなれないだろう、と思われる方も多かろうが、ことはそう単純ではない。

ＡＩには「人間性」がないから嫌だ、という人は、考えが浅い。そもそも生身の医者が、どのくらい「人間的」であるのか。たとえば、初診患者の問診で、患者は言い間違いをしたり思い違いをしていたり、それを途中で思い出したり、というのはしょっちゅうである。忙しい医者や看護婦はイライラしてつい声を荒らげたりする。ところがコンピューターがタッチパネルで「問診」したりするときは、何度間違えようと訂正しようと、どんなに時間がかかろうと、全く嫌な顔せず（コンピューターが「嫌な顔をする」というのがどういうことなのかよく分からないが）対応してくれるので、高齢者などに対しては非常に評判がいいらしい。また、患者との会話をスムーズに行って「感じよく」対話を行うなんてことは、きわめて原始的なコンピューターのレベルで十分可能だそうだ。この辺のことは拙著『医者と患者のコミュニケーション論』（新潮新書）に書いた。

もとに戻って、「良医の条件」は何か、ということになると、もちろんいくつも考えられる。前述の例で言えば、超絶技巧を誇る外科の「名医」に対して、総合的に考えてここは手術が出る幕ではなく、無理な勝負に出ないように、と説得して思いとどまらせる、というのもその一つではあろう。ここで私は、外科の「名医」であるＳ教授の「無理な手術」を批判している自分を良医だ、というつもりはない。私は結局、患者とS教授を説得できずに手術をさせてしまい、その後始末をしているだけであるので、この件に関しては「失敗」したのであって、条件をクリアしていない。

## ついに東大理三も面接試験を導入せざるを得ない偏差値秀才の「コミュ障」

個別の事例はともかく、患者に信頼され、きちんとコミュニケーションがとれること、というのは、まず万人が認める「良医の条件」であろうが、先に書いたように現代の「生身の医者」は、この観点から見てもあまり分が良くない。下手をするとＡＩにボロ負けになる。

だいたい、本書冒頭で述べたように、医学部に行く、すなわち医者になろうとする、その動機の最たるものが「偏差値」であるような御時世である。そこには適性はおろか、「医者になりたい」という意欲も関与していないのであるから、良医がどうのなんて話の出る幕はなくて当然であろう。

最近の学生さんほか若い人ではコミュニケーション障害略して「コミュ障」というらしいが、人と話すのが不得意だというのが結構いるらしい。ただし、そういうこと自体は別に恥ずべきことでもなんでもない。私自身、相当程度「コミュ障」の気があって、初対面の人と話したりするのは甚だ不得意である。わきにうちの家内が同席している時など、後からよく「どうしてああいう言い方をするの」とか「あの態度はないでしょう」などと、きつく叱られる。問題は、それをいかに克服するかであって、不遜ながら私は私なりに職場では血の滲むような（？）努力をしているのである。いかにして、についてここでまた自分の本の宣伝をしたいところだが、あまりにくどいからやめる。ただ、イキオイで自慢話めいたことを書いてしまえば、自己の問題に気がついてなんとかしようと思うのは、その問題の解決の一歩であり、私はその「一歩」は踏み出していることになる。本書第一章で記した、医療倫理を教えるK先生が嘆いた、W医大の「偏差値が良くて医大に来た」女子学生たちが「どう考えても医者に向いていない、ならない方がよい」と思われるのは、問題そのものを認識していないからであろう。

医者を育てる方はさすがに、若い人たちの「コミュ障」問題を認識しているようである。一つの表れが、来年から東大も、医学部に進む理科三類の選抜に、面接試験を導入するということなのだろう。よほどどうにもならない奴がいっぱいいるのだろうな、と想像される。私の世代にもいて、学生実習で患者に対する問診の際、あたかも警察が容疑者を取り調べるように微に入り細を穿って「尋問」すること1時間余り、患者がヘトヘトに疲れて「やめてほしい」と申し出ても容赦せず、後から教授がその患者さんに最敬礼して謝った、ということがあった。本人はそのことを叱られても意味が分からなかったという。

ただし面接試験ではじかれるのは、よほどひどい奴だけで、東大理三を受けようかという受験秀才に、多かれ少なかれ「コミュ障」の要素があるのは避けられないと思われる。それを矯正して職業教育をしようというのに、東大病院はじめ多くの病院はあまりうまい方法をやっていない。というより、見当外れが多いようである。

患者をつかまえて「患者様」というのがその代表的なスカタンであり、患者を「カネを払ってくれる客」扱いして、医療者の職業倫理が形成されるはずがない。もっと凄いところでは、患者のことを「病客様」と呼ぶそうであり、大笑いである。これをやっている病院は自分たちこそ医の倫理を実践しているつもりだそうだが、本気ならまとめて脳のＭＲＩをとった方がよい。さもなくば勝手に金儲けをしていればいいのであるが、「医療」という名前と別の商売にしてくれないかな。

## 良医の条件は暇なこと!?

じゃあどうすればいいのか、を話すと長くなり、本来的には拙著『医者と患者のコミュニケーション論』（新潮新書）を読んでもらうしかないのだが（いかん、やはり宣伝してしまった）、一つだけ最近、「なるほどな」と思ったことを記しておく。「がんの哲学外来」をやっている先生が書かれていたことで、受診してくる患者に対して、自分（医者の側）が暇なのだと思わせることが重要、とあった。

これは確かに大事なことで、患者のフラストレーションの一つとして、医者が（に限らず、すべての医療者が、であろうが）とにかく忙しそうで、話をしようにも無理っぽいと最初からあきらめざるを得ない、ということがあるようだ。やっと面談にこぎつけても、PHSがピーピー鳴り、落ち着いて話ができない。当たり前のことであるが、他のことが気になっているような相手と、突っ込んだ話をしようという気にはならないのである。そのまま治療に突入しても、何かの折には不満の源になることは目に見えている。

そう考えてみると、「哲学外来」というのはなかなかいいネーミングで、「哲学」は昔から暇人のやる仕事というイメージがある。そうすると、相手も暇なのだからゆっくり話ができるだろう。お分かりのように、実際にそうかどうかはこの際問題ではない。同じ30分でも、また全く同じ内容で同じ分量の話をしても、「ゆっくり話ができた」という満足が得られることも、「なんかやたらバタバタして、何も聞けなかった」と不満タラタラになることもあろう。

我々はえてして、「忙しいこと」がすなわち有能の証のように考えてしまうのだが、たまには「暇です」と公言するくらいのことがないといけないようである。

なに？　そんなことで「良医」になれるのかって？　だから、この先は、騙されたと思って私の新書を読んでね。

# 最終章　医者の将来

## 江戸時代から、生死にかかわる大病と慢性疾患を診る医者に分かれていた

私は真面目に医学史を勉強したわけではないので、以下間違っていたら御勘弁願う。古典落語を聞くと、その昔の医者は、成功報酬で、患者が回復しなければ「お礼」はもらえなかったようである。むろん、慢性病で寝込んでいる場合等は、ちょくちょく往診に行ったであろうから、その都度現在でいえば交通費＋日当に相当するようなものはあったはずだが、そんなのだけではなかなか生活は楽ではなかったことと思われる。

とはいえ、まともな医療ができようとできまいと、昔も今も一定の割合で患者は自然回復するわけであるから、その時も「お礼」はあるはずで、一定の上がりが見込める。これが収入の大半を占めただろうことは容易に想像がつく。

ところで、はっきりした分類がなされているわけではないが、落語に出てくる医者の中にも、

生死に関わる大病を専門とする者と、慢性疾患（いわゆる「ぶらぶら病い」）を診ている者があるようだ。むろん実際には、後者の方が多かっただろう。

そういう「慢性疾患」の患者は、治る時も「いつの間にか、なんとなく」良くなるので、医者の有難味は薄い。とすれば本来の収入源であるべき成功報酬は、この場合は大したものにはならないと推測できる。その代わり、長年のつきあいになると往診の際に日当に加えてプラスαの「心付け」が出て来て、小なりといえども「金づる」になってくると想像される。そうなると「お得意先」みたいなもので、患者の病状は悪くならなければＯＫ、あとはいかにして病家の機嫌を損ねないか、が肝要になる。

かくして生まれるのが「おタイコ医者」という奴で、幇間（太鼓持ち）に似たものとして落語国では常連である。上品な方では「百年目」に出てくる玄伯さん、あくどいのでは「牡丹灯籠」で暗躍する山本志丈なんてのがいる。実質的にはタイコ持ちそのものでも、何かしらの医学知識（もどき）を備えていれば、旦那も「ただの幇間」より多少は頼りにしていたのであろう。

このような医者が抱く本音は、たとえば「紺屋高尾」に出てくる藪井竹庵先生（江戸落語の一派である三遊派では竹内蘭石という名になっている）の言葉に表れている。当時全盛の花魁・高尾太夫に惚れた職人を、今晩吉原に連れて行ってくれと頼む親方に、先生は「ようがす」とあっさり引き受ける。頼んだ親方の方が驚く。「先生だって、今日も、病家の見舞いに行かなきゃいけないんでしょ？」「見舞ったってどうこうなるもんじゃありやせん。人間は、病いで死ぬんじゃない。寿命で死ぬんです。医者は寿命をどうこうしたりできるはずありゃあしません」

この藪井先生の台詞は医療の本質を捉えたものとして、古今の名言の一つではないかと私は考えている。

一方、生死に関わる方の大病（急性疾患も多かったのであろう）を扱う医者は、なかなかこうはいかない。落語「死神」の主人公であるにわか医者は、なまじ死神から「死ぬ患者の見分け方」を教わったばかりに、そういう重病人ばかり診る羽目になる。成功報酬だから、治る方に当たれば大儲けだが、治らない方が続けば収入は途絶え、ついにはよからぬ考えまで起こすようになる。

## 世間一般は、「どうせ治らない患者」を診るのは医者の仕事ではないと思っている

長々と昔の医者の話をしてきたのは、現代にあっても、患者が医者を見る目が、落語の世界とそんなに変わっていないように思われるからである。

宣伝で恐縮だが、私は本書と前後して、看護大学で開講しているゼミの内容をまとめた講義

録を出版する。それは、「死にゆく患者と、どう話すか」というタイトルで、癌などで死期が迫っている患者さんに対して、医療者は何をどう話せばいいのか、というのをテーマとしている。実際は私の「講義録」の内容よりも、受講した学生13人の発表やレポートの方がはるかに面白い。経験が浅く知識も乏しい彼女たちではあるが、その真摯で熱心な考察を読むと、つくづく「ゆとり世代」もやるもんだなと思う。冗談でなく、もし日本に希望があるとしたら、ここにある。ぜひご一読ください。

ところで、この編集を担当している医学書院のMさんによると、Mさん自身は「この仕事をするようになって、少しは先生たちがされる医療行為の違い（治癒を目指すか、対症療法か）とその目的について理解できるようになりました」のだが、「両親や知人と話していると、病院や医者は『治す』もの、という信仰的なものは根強いですね」ということである。

つまり、世間一般では、「どうせ治らない患者」の症状を緩和したり、相談に乗ったり、というのは「本来の医者の仕事ではない」と思われているのである。さぞかし私のような、「癌を診るけど、治せない医者」は「おタイコ医者」の末裔のように思われていることであろう。

ちなみに、桂米朝師匠が、医者のキラーフレーズとして「ご寿命です」と「手遅れです」というのを挙げ、この二つを駆使すれば死なせても文句は言われないとよくおっしゃっていた。

仮に、患者の病態が本当に深刻で、このフレーズがヤブ医者の言訳ではなく、正味のところだ、としよう。それに対して「そんなこと言わんと、治したってくれ」というのが昔ながらの「医者の役割」の感覚、「分かりました。苦しまないようにしてやって下さい」というのが、現代の医療者の役割を理解した台詞であろう。経験的に、後者を口にするのは、長らく患者の闘病につきあって医療者のやることを眺めていた家族、前者を口にするのはほとんど事情も知らずに飛んで来た身内、と相場が決まっている。そうすると、実際の看病で「学習」しない限り、一般人にとっての医者はやはり「患者を治してナンボ」の存在であって、江戸時代と同じことのようである。従ってMさんの指摘は概ね正しい。

イメージは昔と同じでも、現代の医者は「なんでも全部治してあげる」、なんて、口が裂けても言わなくなった。これは「それ（治せないものもあるということ）が本当のことだから」ということもあるが、より大きな理由は、相手が過大な期待を抱くとうまく行かなかった時に訴えられるから、ということである。その昔の医者は、患者を死なせたら、もしくは匙を投げたら、黙って枕元を辞去すればよかった。報酬も出ない代わりに、後ろから追いかけられて「お上に訴えてやる」などとは言われなかった。

良いか悪いかは別にして、現代は医者と患者は「契約」関係のようである。契約であるからには予め条件を明確にしておかなければトラブルの元になるのである。「良いか悪いかは別」とは書いたが、私自身はそういう関係は好きではない。このへんの感情論は一連の新潮新書に書いたからここでは省く。

## ニューヨークに登場した現代の「おタイコ医者」コンシェルジュドクター

今回は、本書の最後に、昔と同じ感覚も残っている代わりに実態は大きく変わったこの御時世で、将来の医者は何をするのか、どういう存在になるのか、というのを書くことにする。一種の未来予測だから外れても責任は負わない。

まずは、最近出現してきている新種の医者についてご紹介する。2013年12月6日付けのニューヨーク・タイムズに、ゴールドバーグ先生という方が登場している。この先生は1993年に胃腸科を開業したが、どんどん儲からなくなってきた、と嘆いている。その理由ははっきりとは書いていないが、競争が激しくなって、患者単価が安くなってしまったことがあるらしい。大腸内視鏡検査では、かつては1件につき1800ドルの収入があったが、今は350ドルにしかならない。

なにせ大都市ニューヨークでの開業だから地代もまた保険料もバカにならない。そして、ぶっちゃけ、先生の本音としては、そもそも最先端の広い知識を備えた医者が、一回20ドルくらいの診察料で満足できるわけがないだろう、と考えている。そんなこんなでゴールドバーグ先生が転身したのは、コンシェルジュドクターというものだそうだ。

この「コンシェルジュドクター」というのはあまり聞いたことのない言葉だろうが、なんとなく意味はお分かりと思う。ホテルのコンシェルジュは、「人殺し以外はなんでもやる」という職業だそうで、すなわち患者（というより、この場合は「顧客」と言った方がぴったりする）の要望にはすべて応えるのがこの「コンシェルジュドクター」である。

ゴールドバーグ先生は、循環器科医であるYadegar先生（どう発音するのか分からない）と組んで、この方式の開業医を始めた。患者数は400以下に限定する。患者はゴールドバーグ先生たちに無制限にアクセスでき、医者側は患者の要望に何でも応えるのである。検査が不安だと訴えればついて行ってその間付き添う、家に呼び出されれば往診する、なんてのは序の口で、旅行先で具合が悪くなった時に駆けつけることまでするのだそうだ。なんのことはなくて、江戸の「おタイコ医者」がニューヨークに復活したようなものかも知れない。ただ、幇間医者と違って、コンシェルジュドクターは、現代医学を駆使してあくまで適切な医療を行わなければならない。

ゴールドバーグ先生達にコンシェルジュをやってもらうためには年間2万5000ドルが必要（+何か特別な医療を行ったら別料金）だそうであるので、いずれにしても富裕層が対象であろうが、需要はかなりあって、コンシェルジュドクターはその後もかなり増えているのだそうだ。そうなると市場原理が働いて、その料金も、ある程度「勉強する」医者もいるらしく、中産階級でも利用できるリーズナブルなコンシェルジュというのも現れているということである。

イギリスでは地域ごとにGP（general practitioner＝家庭医もしくはかかりつけ医）がいて、まずここを通さないと公的医療の大病院などにはかかれない仕組みになっているが、さすがにアメリカはひと味違う。金で個人的に「かかりつけ医」を「雇う」のである。

日本ではそういう「仕組み」はないが、医者が同じようなことをしていないわけでもない。私も時々個人的な電話やメールで専門外のことでも相談に応じたり、知り合いの専門医に紹介したり頼んだりしている。自分の分野であれば予約外で診療してしまう。そういう「サービス」をする相手は親戚だったり、友人だったり、職場の同僚だったり、もしくは長いこと診ている患者だったりするが、考えてみるとここでやっていることはコンシェルジュドクターとあまり変わらない。アメリカは金での契約、日本はコネでの結びつき、の違いだけである。

そうすると、後述のように日本の保険医療制度はあとどのくらいもつか知れたことではないので、そのうち日本でも、「コネ」を「カネ」に変えて、こういう商売が成り立って行くだろうと思われる。ただ、友達に頼まれたら気安く「あいよ」と応えてやれることでも、かなりの確率でわがままな、金で雇われた顧客からのリクエストとなるとちょっと微妙、という問題も生じてくるだろう。その辺は割り切っていかないとこれからの医者稼業はできない可能性がある。

## 1人年間3000万円、5000万円かかる薬の相次ぐ登場と日本の医療保険制度

前章で、もしかしたら医者の仕事はAIに乗っ取られるのではないか、というようなことを書いたが、「生き残る」医者というのはどういうものか、を列挙してみよう。卓絶した技術（主に外科的な）をもつ「名医」というのは残るであろう。ただし技術革新で、いつロボットにとって代わられるかは分からない。その分派として、美容外科の類も、「うまい」先生は残ると思われる。そして、上記のようなコンシェルジュドクターが出現し、日頃の健康管理と、本当の病気になったら一流どころに紹介することを請け負う。

以上は全部、いわば金持ちを対象とした「医療」に入る。ではわが国で現在圧倒的多数を占める、国民皆保険制度の下で保険医療を行っている勤務医や開業医はどうなるのかというと、こちらの方は非常に展望が暗い。理由は二つあって、その二つは相互に関連する。風前の灯火である保険医療制度の脆弱性と、高齢者の爆発的な増加である。

医療費の高騰、とくに指数関数的に（つまり倍々ゲームのように）上昇する薬価については、最近私は嫌になるほど言ったり書いたりしているので、ここでは詳細は省く。これも近いうちにそこに焦点を合わせた新潮新書が出るはずなのでそちらをご参照いただきたい。

ごく簡単に問題点を記す。「医学の進歩」によって、今までどうにもならなかった病気に対してかなり有効な薬剤が次々と開発されているが、そのコストは半端でない。1年使うと1000万円を超すなんて薬剤はザラで、3000万だの5000万だのというレベルのものもどんどん出て来ている。それが、「100万人に1人の難病」とかいうのであれば、いくらお金をかけても命には代え難い、というポジティブな結論で済むのだが、何万人、何十万人と患者がいる病気だとそうもいかない。10万人の患者に対して、1人1000万円の薬を使うと、それだけで1兆円になる。それは絵空事ではない。そういう試算が少なくとも理論的に成り立つような、疾患―薬剤の組み合わせはいくつもある。

一方、現在のわが国では医療費は40兆円で、うち薬剤費は10兆円ほどである。そこへ、「有望な新薬」が何千億円とか何兆円とかいうコストをもたらせば、そして国民皆保険と高額療養費制度（一定以上の高額医療になると、自己負担分は月数万円レベルの上限に抑えられ、あとはすべて公費負担になる仕組み）によって、そのコストがすべて国家財政にのしかかれば、破綻するのは目に見えている。言うまでもないが、「有望な新薬」は一つや二つではない。病気だって数え切れないほどある。そうすると「疾患―薬剤」の組み合わせはたいへんな数に上る。

もう一つ。「100万人に一人の難病」は、若い人が罹ると相場が決まっている。高齢者がなったとしても、大概は診断がつく前に死んでしまう。難病の若い人だったら、どんなにコストが高くついても、やはり助けてあげたいと思うのが人情である。その一方、患者数の多い「ありふれた病気」で命にかかわるものは、圧倒的に高齢者が多い。重病にかかった年寄りを、莫大な金を投じて助ける意味がどこまであるのかというような話は措くとしても、人口が高齢化すればすなわちそういう病人はどんどん増えるのである。患者数が爆発的に増えて、薬価が飛躍的に高くなって、どこにそんな金があるのか。

イギリスの保険医療制度では、費用対効果が悪いと判断される薬は保険償還されない。つまり、「使いたかったら自腹で買え」というのである。ところが日本では、ほとんどの薬は公的保険の対象になる。２０１５年12月に非小細胞肺癌（年間の発生患者数は推定10万人強、今後も増える）に対して承認された免疫療法剤ニボルマブは1年間の薬価が３５００万円である。イギリスではむろん、保険償還は認められない。医学は進歩を続け、そういう高額薬が次から次へ出て来ることは明らかであり、そうなると普通に考えれば、有難い日本の保険医療制度が、今後長く保てるはずがないのである。

これをどうすべきか、は本稿の主旨と異なるので割愛する。ここで考えるのは、そうするとどうなるのか、についてである。

## どう考えたってこれからの医者の仕事は「死なせること」

そうでなくても、超高齢化の先に待っているのは、当然のことながら多くの人間が死ぬ社会である。日本人の年間死亡数はすでに増加しており、これからもさらに増え続ける。いつまでか、というと、２０４２年だか２０４３年だかに高齢者人口はピークに達し、そこから下がり始めるのだそうである。私はたぶんその時この世にいないが、これから医者になろうかという中学生や高校生諸君にとっては、医者になって一番働くべき時代に待ち受けているのが、「わさわさ年寄りがいて、どんどん死んで行く」社会なのである。

そして、日本国は、その溢れる高齢者を、「助けよう」とすることはできなくなる。このまま保険医療制度が崩壊してしまえば助けられないのは当然である。ではなんとかして維持しようとすればどうなるか。現役で働く世代が少なくなるのだから保険料を大幅に上げても追いつかないのは必定で、医療は貧乏人を切り捨てるか年寄りを切り捨てるか、もしくはその両方かにならざるを得ない。よって、保険医療制度が維持されたとしても、多数の高齢者はその制度の外に弾き出される。

そうすると、もとに戻って、金持ち相手のコンシェルジュドクターみたいな仕事をするのでなく、従来通りの開業医とか勤務医とかをやろうとする医者には、どういう仕事が残っているのか。「人を死なせること」が最も大きなウエイトを占めるようになるだろうと思われる。これは私が「思う」のではなくて、必然的に論理はそこに帰結する。

私は、医者が「病気を治す」「人を助ける」存在である、というのは、たぶんあと10年くらいではないかと予想している。その後は、「いかにして死なせるか」が最重要任務になるだろう。しばらく前に、桂米朝師匠が、「お医者さんには、どういうふうにして死なせるか、を考えてもろたらいいように思いますがな」と高座でおっしゃっている動画を見たと書き、本書のメインテーマをそこへ据えると宣言したが、いよいよその本筋に入るようである。

実のところ、それはそんなに「辛い」仕事ではない。私自身、別にターミナルケアの専門家ではないが、ずっと癌の医者をやっていて、圧倒的多くの患者さんは癌で亡くなる。それをいかにして見送るか、というのは非常に「重たい」任務ではあるが、暗黒の苦役というわけではない。むしろ、「死にたくても死ねない患者」の診療よりもよほど明るいとさえ思っている。ホスピスの専門医の先生が書かれた本も何冊も出ているが、別に悲惨とか陰鬱ということはない。人間は全員、いずれ死ぬのであるから、そこを毛嫌いせずに「当然のこと」と目を背けなければ、「人生捨てたもんではない」ということが多く目につくくらいである。

## 意識不明で身寄りのない老衰患者に人工呼吸、輸血、透析、集中治療をする現代

今、「人を死なせる仕事」が嫌だと思う医療者は、つまり、生きとし生けるものすべて死ぬ

のだという視点を拒否し、人生のある一部分のみを切り取って眺めているから「患者が死ぬのはイコール医療の失敗」と考えてしまうのである。残念ながら「急性期病院（急性疾患や重症患者を24時間体制で治療する病院）」とかなんとかいう医療の切り分けは、その歪んだ考えを助長しているように思える。

現在すでに、「人が死ぬのを忌み嫌う医療者の習性」と、「そうはいいながらどんどん高齢者が死んでいく現実」とのギャップから、矛盾が噴出しつつある。病院がみな「急性期病院」になって、「どうにもならなくなった慢性患者」や、「ただの老衰」はなかなか居場所がない。病院で死なずに自宅で死のうというキャンペーンは、話としてはいいが、実際には自宅で世話をする家族もなく、ヘルパーを頼む金もなく、さらには、まともな「自宅」といえるところもない孤立した老人が急増している。自宅で家族に看取られて、はおろか、ちゃんとした病院でナースの世話を受けて「普通に」死ぬこともなかなか難しくなってきている。

そういう年寄りはどこで最期を迎えるのか。近い将来、行き場のない老人の行き倒れで日比谷公園は溢れるだろうという不気味な近未来予測があるが、今のところはまだ自宅で孤独死することが多いようである。死後何週間もしてから発見された孤独死、というようなニュースは、もはやほとんど人目を引かなくなった。もうすぐ報道されることもなくなるであろう。「ニュース」ではなくなるからである。

そのように「死んで、発見された」場合は、医者が関係するものではなく、警察や行政や、その後始末は特殊清掃業者さんという方々がやられる。ただしまだ生きている段階で発見されたら、これは当然病院に搬送される。ここで病院は、はたと困る。どうみたって老衰で、長期的にはどうしようもない状態と思われるが、さしあたってのところは肺炎とか脱水とか腎不全とか貧血というような、「治療」可能な病態がいくつも重合している状況なのである。では、「助ける」ために、人工呼吸だの輸血だの血液透析だのという濃厚治療を、近代的な病院の集中治療室で、莫大なコストをかけてやるのか。本人は意識はない。あってもボケていて判断能力はない。身寄り頼りはまったくない。近所の人も没交渉である。これを勝手に、「ゴミ屋敷に住んでいた85歳の爺さんなんだから、いいや」と「見捨てる」ことは、本来誰にもできないはずである。たとえ支払い能力がゼロであったとしても。

もうちょっと具体的に眺め直してみよう。多くの場合、救急車で重病人が運ばれてきて、何も分からないままバタバタッと処置し、さて状況が落ち着いたらそうだった、ということがよくある。なにせ明らかに瀕死で重症の状態で発見されたのだから、搬送先は大抵、重症治療も可能な大病院である。もうすでに人工呼吸と血液透析は始めてしまった。中止したら死ぬ。無「死んでもいいです、有難うございました」と言ってくれる家族もしくは代理人はいない。無理矢理本人を引っ叩いて目をさまさせ、「やめてもいいな」と耳元で言って頷かせるわけにもいかない。そうしたとして、そういう「意思表示」が有効とはいえないのは誰の目にも明らかである。じゃあこの老衰患者は大病院の集中治療室でずっと面倒をみるのか。そうすると他の患者の診療に影響が出る。「療養型」の慢性期の病院に下げ渡すにも、透析はともかく、人工呼吸管理なんて、そういう病院ではできない。そこに転院させるのは死なせるのと同じであろう。第一、「できない治療」を引き受けてくれる病院はない。

ある大学病院で、「終末期医療のガイドライン」を作ろうという時に、こういう患者のことが問題になったのだそうだ。本人の意思表示がある、もしくは現在意思表示ができる、そうでなくてもしっかりした代理人（家族など）がいる、というのならいいが、なんにもなしで、しかし本人は「生きている」。どうしたらいいのか。結局は、「診療にあたった医師の判断を尊重しよう」ということになったのだそうだ。そうすると医者は「この患者を生かしておく意味」の有無を決定せよと迫られることになる。ある意味、死刑執行人のようなものである。それも、法務大臣の命令を実行に移すだけの役人ではなくて、自分で死刑判決を下して、自分で執行するのである。

そう考えると、かつて、私は、医者は寿命の番人のようなもので、三遊亭圓朝が描くところの「死神」のようなものだと指摘した（『医師の一分』新潮新書）が、あながち的外れでもなさそうである。

## 医者の仕事は「人の命を助ける」から「寿命の番人」にあと10年で変わる

かくして、保険医療制度が崩壊もしくは制限され、高齢者と瀕死患者が激増する近未来社会において、医者は「死なせる医療」にかなりの力を注がなくてはならなくなるだろう。一方で医学は発達し、最先端の医療技術でかつては不治であった病気や怪我が「治る」ようになる。幸運にもそういう医療を受けられる患者（どういう患者か、というのは分からないが、残念なことに、「金があるかどうか」というのが一番可能性の高い選択基準であろう）と、それを施す「名医」の姿を横目で見ながら、そういう仕事をするのはなかなかに辛いものがあろう。私はむしろ、最先端医療を行う「名医」も、「死なせる仕事」の一端を担うべきと思うが、医者は無駄にプライドが高く、かつ勘違いしやすいので、「俺は人を助けるエースであって、敗戦処理はもうちょっと下の人間がやれよ」と思いがちなところもあり、そううまく仕事の分担ができるかどうかは分からない。これまた宣伝で恐縮だが、「敗戦処理」については新潮新書『衆愚の病理』に書いた。

ただし、日本の高齢化の勢いは、それだけでは済まないような感じである。そうなると、どうなるのか。

前述の「死なせる医療」では、見込みが薄い（この「見込み」に、社会的なことをどのくらい組み込むかは相当に大きな問題になろうが、それはそれとして）患者に対して、あえて無理な延命を図らず、ただし当然のことながら症状緩和は十分に行って、生命予後に関しては自然経過に任せる、ということになろう。これを通常の言葉では尊厳死もしくは消極的安楽死という。これについては以前に書いたので思い出していただければいい。

　そして、これだけでは済まない、ということは、これも思い出していただくことになるが、「積極的安楽死」を検討するということになる。そうなる可能性はそれなりにあると思うが、本稿では、それを日本で本格的に導入すべきかどうか、について論議するのではない。ここで問題とするのは、実際にそうなったとして、その時医者はどうするか、どうすべきかということである。

　私は、欧米式に、本人からサインをもらい、致死薬を処方して「あとはご自宅でやってちょうだい」という安楽死のやり方が嫌いである。やはりその場で、患者が不必要に苦しむことがないのを確認し、家族の後ろからでいいからその臨終を見届けるのが「寿命の番人」の役目だと思っている。

　そして、いやしくも人間一人の命を「奪う」以上、それは仮に法的に免責されることになったとしても、悩みながらやるべきと思う。以前にも引用したことがあるが（『希望という名の絶望』新潮社）、福田恒存先生は、安楽死の法制化に反対して次のように書かれていた。「重大な事は安楽死を法的に正当化する事によつて、医者は職業的にも道徳的にも何等良心の呵責も無しに、時には明らかな殺意を以て人を殺す自由を与へられるといふ事である。安楽死は宜しく一医師の個人的判断と良心とに委ねるべきであり、法といふ外的メカニズムに委ねてはならない。医者の判断と良心とに委ねられてゐる限り、彼は自分の判断の正否に悩み、それがたとへ間違ってゐないと信じても、敢へて死期を早める行為に良心の痛み、後ろめたさを感じる筈である。その後ろめたさを感じる事によつて彼は人間であり得、人格を保ち得る」

ちょっと横道に逸れるが、もう一つ追記する。かつて私は、クリスチャンである曽野綾子先生は妊娠中絶には絶対反対であると書いて、ご本人から訂正されたことがある。そうは言っていない、と。「いろんな事情があって、どうしても中絶せざるを得ないこともあるでしょう。それは仕方がないこともあると思います。ただしその場合、自分はそういうことをしたのだと、無抵抗な小さい命を奪ったのだと、そのことを生涯忘れず、背負って行く必要があると思うのです」

いずれも、「やるのであればその覚悟を」ということである。社会の事情によって、たとえば高齢化のため、また生産性の低下によって、万やむを得ずして「したくないことをする」こともあるだろうが、その際に人倫の原則まで変更されることはあってはならないだろう。そういうわけで私は、近未来の医者は、かくのごとく、やりたくもないことをやらねばならなくなり、しかもその際に、従来と同じような良心のプレッシャーを感じるべきだと考えている。

上記のようなことは、これから医者を目指そうという人にとって、相当程度職業イメージが異なるだろう。繰り返すが、私は、従来の、「人を助けるのがお医者さんの仕事」という定義が、文字通りそのまま通用するのは、たぶんあと10年あるかないかだと予想している。

2016年の東大入学式において、テレビカメラの取材に応じた理科三類（医学部）入学生が、「将来は医療ベンチャービジネスをやりたい」と答えていた。この学生さんはなかなか勘が鋭いのかも知れない。保険医療制度が崩壊して、「普通の」医者の仕事が激変しても、富裕層はいるし、仮に日本が全部貧乏になっても海外には景気がいいところはいくらでもあるだろうから、「医療ベンチャー」なんて仕事は十分成り立つだろう。彼が「医者の将来」に私のような懸念を抱いているかどうかは知らないが、考えてみれば東大でも昔は文科一類（法学部）はみな官僚志向だったのだが、今は外資系会社の方が人気だそうである。若い人は時代の動きを敏感に嗅ぎ取っているようだ。

## 医者に「治す」ことは時々できても「和らげる」「慰める」ことはナースのほうが上

私は多少偽悪的に「死なせる医療」という刺激の強い言葉を使って書いたが、そういう患者に対して、「死なせる」ところは最後の部分だけであって、実情はそれまでの間の症状緩和つまり対症療法がその主体である。現代の医療は、もともと寝たきりの痴呆老人の肺炎や脱水を起こしたのを「診断」して「治療」し、もとの寝たきりに戻すのであるが、それが「医療」としてどれほどの意味を持つのであろうか。むしろ重要なのは、その「もとに戻った」寝たきりの痴呆老人が安楽に余生を過ごし、苦痛なく最期の時を迎えることであろう。

医者の仕事を表す言葉として有名なものに、エドワード・トルドー(1848~1915)の次の格言がある。

To cure sometimes (治すことは、時々できる)
To relieve often (和らげることは、しばしばできる)
To comfort always (慰めることは、つねにできる)

寝たきり老人の肺炎のごとく、「寝たきり」はどうしようもなくて「肺炎」は治せても、その「cure」に意味がどのくらいあるのか、という例で言うと、cureの占める割合はぐっと低く、肺炎になろうとなるまいと、なった時に治ろうと治るまいと、relieveおよびcomfortが主体となる。それは今でもそうだが、高齢多死社会ではもっとそうなる。

そうすると、もう一歩先の根本的な疑問として、医者は要るのか、という話になる。

医者は「診断」をする。同じ肺炎にしても、肺炎球菌か緑膿菌か、マイコプラズマかレジオネラか、を鑑別し、それに応じた抗生剤を使って「治す」。しかし「治す」ことに意味がないとすれば、その診断にも意味がない。この患者が辛そうにしているのは、息が苦しいのか胸が痛いのか、の判断にも多少の「診断」は要るであろうが、多くの場合それは肺炎の起因菌診断より簡単であって、すぐに「和らげる」方策を考えることができる。全く分からなくても「慰める」ことはできる。

そうして、どう考えても、「和らげる」「慰める」はナースの方に一日の長がある。それは案外根本的な差であって、看護学の教科書には、「看護を始めるのには、そこで患者が苦しんでいる、という事実があれば十分である」と書いてあるのだそうだ。医者はやはり、診断はどうか、この病気は何か、を考えないと手が出ない。そこには一般的に考えられているよりも、はるかに大きな違いが存在するのである。

まして、前章で指摘したように、そのうち診断は人工知能（ＡＩ）がしてくれるとする。よってあとは「人間性」だということになる、としよう。ＡＩがそこまでとって代わるかどうかは分からないにしても、少なくともそこに「医者がいなければならない」必然性は、ほとんどない。ナースの方がはるかに重要性が上で、それは医学生や看護学生の教育を見ても明らかである。

大学によって多少は異なるが、医学生が患者の前に出るようになるのは、だいたい5年生になってからである。つまり、4年間かけて、少なくとも机上の医学知識を身につけなければ、患者さんの前に出てはならないのである。どうしてか？　医者は、「診断」をしないといけなくて、そのためには「知識」がなければならないからである。

一方、看護学生は、1年生から、つまりまだ10代の時期から、患者の前に出されて「実習」をする。わが日赤看護大学の天使たちに、「そこで何をするの？」と尋ねたところ、「とにかく患者さんと、なんでもいいから、お話をする、というのが課題なのです」ということだった。これは彼女たちにとって結構な重荷であると言っていたが、そうだろうな。しかし、知識はさておき、まずは「そこに患者がいる」ということが看護のスタートなのである。

ついでに書くと、この最初の実習で、一人の看護学生は一人の入院患者を「受け持つ」のだが、2週間の実習期間のうちに、何人かの患者は死亡する。それは、なるべくそのようなことがないように実習対象患者を選ぶのではあるが、なにせ相手は「(実習期間の) 2週間もの間、病気で入院している」くらいの病人なのだから、一定の確率で急変してしまうのはやむを得ない。そうするとその患者についていた彼女らは、18や19の若い身空で、昨日まで一生懸命「お話をしよう」と努力していた相手が死んでしまう、という冷厳な現実に直面するのである。一方、4年間座学ばっかりやっている医学生は、何かというと「試験には何が出ますか？」と聞くのみである。その「人間性」に、決定的な差が、出ない方がおかしい。

## ただひたすら泣いている、患者の娘の話を聞くだけの仕事

新潮社のわが担当編集者によると、彼の師匠であった伝説的な編集者・齋藤十一は、「職業には貴賤がある」と断言し、「貴」の代表としてイの一番にナースを挙げていたそうである。ここで医者が一番でないのは、さすがに鋭い。新潮社は『白い巨塔』を出したところだから気がついていたのかもしれないが、医者は本質的に、闇の部分を抱える。

医者の出世欲や功名心といったものは、醜いと言われればそれまでだが、今分からない病気を診断するために、今治らない病気を治療するために、という向上の原動力にもなるものである。実際、意図的にそういうネガティブなところを切り離して「ただ純粋に患者のために」と努める先生たちは、残念ながら「医学の進歩」の最先端から一歩遅れ、あえていえば「レベルの低い」医療を行っていることが多い。むろん、患者にとってどちらがハッピーかは別であり、後者を選ぶ方も多かろう。しかし、医者はやはり「進歩についていきたい」と思うのが圧倒的多数で、そのための「闇」を受け入れるのである。

かつて、あるがんセンターに化学療法専門病棟がオープンした時、初代の病棟医長となった先生はスタッフを集めてこう訓示されたそうだ。「ここは、今の治療を改善し、より良い将来

の医療を作る、臨床試験のための病棟です。ですから、必ずしも、今いるここの患者さんのためにならない治療もありえます」これを聞いて、病棟のナースたちはパニックに陥ったということである。ナースは根本的に「善」の存在であり、医療とはすべてそうであるはずと考えていたのが、すぐそこにいる同僚の医者に「悪」(それが必要悪だとしても)を見いだして混乱したのである。

トルドー先生が提唱した医者の(というより、「医療者の」であろうが)仕事のうち、「relieve(和らげる)」と「comfort(慰める)」は、今後ともその重要性が増すだけでなく、カバーされる領域も広くなる。より社会的なこと、また患者本人でなく家族のことまで対応して行かねばならない。果してその場に、医者の出る幕がどのくらいあるのだろうか。

がんセンターで、手術を含む集学的治療で肺癌が治ってしまった患者がいた。小柄な女性で、もともと喫煙歴もあり、術後の肺の状態もあまり良くはなかった。普通の生活ができてはいたが、何年も経つと、その分何歳も年をとる。私の転勤にともなって外来もがんセンターから私の異動先の病院に通っていたその患者は、ある日、交通事故で骨折して私の病院に運ばれた。

骨折は手術されたのだが、70代も半ばを過ぎていたその女性はがくっと体力が落ち、呼吸機能が悪いため肺炎も繰り返し、さらに弱って行った。整形外科での治療は終了したため私が引き取って治療を続けたが、寝たきりとなり、退院の見込みは立たなかった。そのうちに譫妄状態となり、私のことも、家族のことも分からなくなることがあるようになった。

家族は娘一人で、キャリアウーマンだったが、いつも私の外来にはついて来ていた。娘さんの仕事の都合で、外来日を変更することも多かったが、そんなことくらいは極力私も対応していた。いつも明るかったその娘さんにある日、面談室で泣かれた。病状についてではない。肺癌の治療から7〜8年、年も年だし、覚悟はしている。だけど、誰も自分の苦労を分かってくれない。親戚は多数いて、見舞いに来るのだが、患者の状態を見てショックを受け、娘を責めるのだという。どうして交通事故に遭わせるなんてことになったのか。お前の不注意だろう。お前は今後一生、結婚もせず仕事も辞めて、母親の面倒を見続けろ。

親戚たちは、今まで患者の世話など全くしていなくて、娘は未婚のまま、自分の仕事もやりくりして一人で面倒を見ていたのだが、かといって別にこの叔父さん叔母さんたちも鬼でもなければ蛇でもない。患者が肺癌になったと聞いて、心配してはいたのである。そして、治ったと聞いて、喜んでいたのだ。それなのに、肺癌は治ったはずなのに、どうしてこんなことになったのか。人間は不条理に遭うと攻撃的になる。医療ではオール・オア・ナッシングということはないのだが、素人の哀しさ、「オール」と思っていたのがいきなり最低の状態になったのを目にして、「誰かのせい」にせずにいられないのである。そして、自分たちはそれまで何も世話をして来なかったという、無意識な後ろめたさも加わって娘を責め立てるのである。

私は何もできない。ただひたすら泣いている娘さんの話を聞くだけである。この場合、一度転院しているので全経過を知っているのは私だけ、そしてここは整形外科病棟であるので、なおさら対応できるのは私だけなのだ。幸か不幸か、患者はしばらくして亡くなった。娘さんは涙を流しながらも、ほっとした様子ではあった。

## 「寿命の番人」さえもナースが引き受け始めている

こういう「仕事」を、むろん私は好きこのんでいるわけではないが、忌み嫌っていても仕方がない。重症患者を診る職業上、漏れなくついてくる義務のようなものである。正直、なければないで寂しく思うかも知れない、と考えていた。ところが最近は、こういう仕事が本当に減って来たようである。

もちろん嘆き悲しむ患者や家族がいなくなったのではない。ナースたちが、私なんかよりはるかに優しく、親身になって接しかつ相談に乗ってくれるのである。病状について、には医者の説明が必要であるが、多くの場合そんなに難しくなく理解できる。問題はそれに対する悲嘆、これからの生活に対する不安、さらには経済的なこと、などである。

今後の生活について、などはもとより、介護保険やヘルパーさんの導入、退院後の訪問看護ステーションの活用その他、社会資源の利用についても、ナースサイドが対応してくれる。社会的なことについては、病院内に相談支援ステーションというものがあり、そこのナースが面倒をみてくれる。そういう相談を詳しくやっていくうちに、個人的な悩みなども打ち明けてくる患者や家族も多い。ほとんど人生相談のようなことにも、時間をとって対応してくれるのである。偉そうで、無駄に忙しそうな私など、お呼びでなくなるのは当然であろう。

患者は最も苦しむ存在であり、ナースにも不満をぶちまけるが、家族に当たったりすることも多い。家族はそのストレスから、前述の骨折した患者の親戚のように他の家族を責め立てたり、またナースに文句をつけたりする。ナースサイドは各方面から下りてくる苦情を受け止め、また苦しんでいる患者を「和らげ」「慰め」、さらに辛い立場の家族のケアもするのである。改めて問うが、医者は要るのか？

医者が幇間であった時代、本当に頼りになるのは、檀那寺の坊さんなどであった。桂米朝師匠の「除夜の雪」を聞くと、身分違いの家に嫁ぎ、姑の激しいいびりに悩まされたお嫁さんにとって、唯一の精神的支えがお寺であったと描写されている。今はそういう存在は消えた。それにとって代わるのは「寿命の番人」たる主治医ではないか、と私は繰り返し書いたが、どうもそれも、ナースが引き受ける時代になりつつあるようだ。

もう一つついでに注意を喚起するために附記すると、第十一章で書いたように、医療行為そのものについてもナースや薬剤師が領域を「侵食」しつつある。２０１５年10月に、主に医者がやっていた医療行為を、実際の判断も含めてナースに委ねようという「特定行為に係る看護師の研修制度」というのがスタートした、というのを思い起こしていただこう。ますます、医者はなんのために存在するのだろうか。いなくても用は足りるのではないか。

## いずれやってくる「医学部は出たけれど……」時代

以上つらつら眺めてみるに、ナースをはじめとするいわゆる「コメディカル」の果たす役割は今後どんどん大きくなるが、それに引きかえ医者は影が薄くなりそうである。あるいはAIにとって代わられ、あるいはコメディカルに仕事を奪われ、先端医療をしようと思えど日本は貧乏になって（もしくは破産して）先立つものがなし、せっかく修得した医学知識の振るいようがない。

もし読者が中学生もしくは高校生で（私の毒のある文章は18禁かも知れないが）、医学部を目指すのであれば、君たちがめでたく医者になる頃には、伝統的な「お医者さん」もしくは「医師」のイメージは跡形もなく消え去っている可能性を想定しておくべきだろう。かの「将来は医療ベンチャービジネスをやりたい」とインタビューに答えていた東大新入生のように、もしかしたら「違うこと」も考えておく必要が生じ得るのである。むろん、たとえば「ベンチャー」は、「ベンチャー」である以上、大失敗することもあるだろう。いずれにしても、万人が描き、誰もが当然と認めた「医者」の姿は、そこにはないかも知れない。

もし読者がそういう中高生の親御さんで、子供を医学部に進ませる予定の方は、お好きになさったらいいが、「医学部を出て、国家試験に合格してしまったらあとは万々歳」というような甘いお考えは捨てた方がよかろうと思う。「医学部は出たけれど」という台詞が巷に溢れる世の中は、案外近いのではないか。

私は看護大学の天使たちを相手にしても、時々、近未来の暗い医療像を話すことがある。もちろん彼女らは不安そうな顔をするが、私は最後にはこう付け加える。

「だけど、君たちにはやることが必ずある。社会が君たちを必要としない、なんてことはあり得ない。医者については、俺にはちょっと分からないけどね」

この作品は雑誌「ポンツーン」（小社）２０１５年３月号〜
２０１６年７月号連載に加筆・修正したものです。

幻冬舎新書 428

# 医者とはどういう職業か

二〇一六年九月三十日 第一刷発行
著者 里見清一
発行人 見城 徹
編集人 志儀保博
発行所 株式会社 幻冬舎
〒一五一-〇〇五一 東京都渋谷区千駄ヶ谷四-九-七
電話 〇三-五四一一-六二一一(編集)
〇三-五四一一-六二二二(営業)
振替 〇〇一二〇-八-七六七六四三
ブックデザイン 鈴木成一デザイン室
印刷・製本所 中央精版印刷株式会社


Printed in Japan ISBN978-4-344-98429-5 C0295
さ-17-1
幻冬舎ホームページアドレス http://www.gentosha.co.jp/
*この本に関するご意見・ご感想をメールでお寄せいただく場合は、comment@gentosha.co.jp まで。